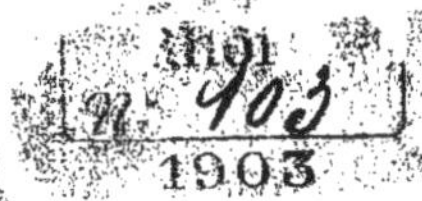

Docteur H. POLLIOT

Élève de l'École du Service de Santé Militaire.

Luxation congénitale
de la Hanche

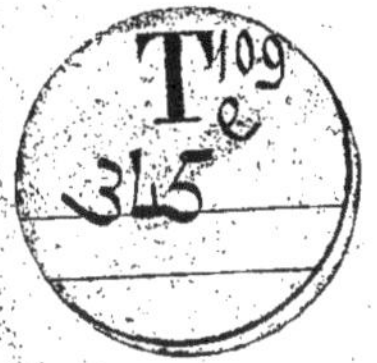

Étude anatomique et radiographique des résultats

obtenus par le traitement non sanglant.

LYON. — IMP. A. REY.

LUXATION CONGÉNITALE DE LA HANCHE

ÉTUDE ANATOMIQUE ET RADIOGRAPHIQUE DES RÉSULTATS

OBTENUS PAR LE TRAITEMENT NON SANGLANT

LUXATION CONGÉNITALE

DE LA HANCHE

ÉTUDE ANATOMIQUE ET RADIOGRAPHIQUE DES RÉSULTATS

OBTENUS PAR LE TRAITEMENT NON SANGLANT

PAR

Le Dʳ Henry POLLIOT

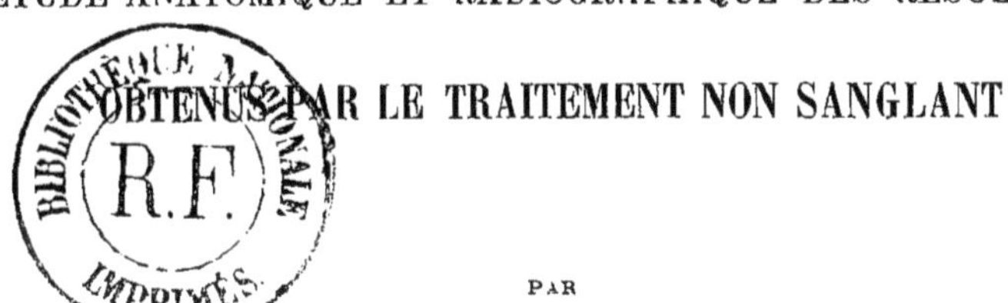

LYON

A. REY & Cⁱᵉ, IMPRIMEURS-ÉDITEURS DE L'UNIVERSITÉ

4, RUE GENTIL, 4

1903

A MON PÈRE ET A MA MÈRE

Faible témoignage de ma reconnaissance.

A MA SŒUR. — A MON BEAU-FRÈRE

A MES PARENTS

A MES AMIS

C'est à mon cher Père, à ma bonne Mère que je dédie ce travail. C'est à eux que je dois tout ce que je suis, tout mon avenir. Je les remercie de toutes mes forces de leur tendresse, de leur infinie bonté, des sacrifices incessants qu'ils se sont imposés pour moi, de leurs conseils fermes et sûrs.

Ma sœur et mon beau-frère, le Docteur Bouchart, Médecin Aide-Major de 1re classe, m'ont offert leur toit et prodigué leurs soins affectueux pendant de longs mois. Mon affection pour eux, déjà si profonde, s'est doublée d'une dette de reconnaissance dont je n'ai même pas l'espérance de pouvoir m'acquitter.

Merci à mes maîtres d'autrefois pour l'instruction qu'ils m'ont donnée ; en particulier, merci à M. le Docteur Belzung, Professeur d'Histoire naturelle au Lycée Charlemagne, qui, en dirigeant par ses leçons si documentées mes premières études scientifiques m'en a donné le goût.

Je tiens à remercier Monsieur le Docteur Dalché, Médecin de l'Hôpital de la Pitié, tant pour ses conseils techniques que pour les soins dévoués qu'il m'a donnés en de pénibles circonstances.

De ces trois années passées à Lyon j'emporte de tristes souvenirs.

Pourtant, parmi les personnes qu'il m'a été permis de connaître, beaucoup ont bien voulu me témoigner quelque sympathie.

Monsieur le Professeur Lortet, Doyen de la Faculté de Médecine et Monsieur le Docteur Genoud m'ont ouvert les portes du Laboratoire de Parasitologie ; je suis heureux de pouvoir les en remercier, ainsi que de leurs bontés pour moi.

Monsieur le Médecin-Inspecteur Claudot, Directeur de l'École du Service de santé militaire, m'a donné à plusieurs reprises des marques d'intérêt. Il m'a entouré pendant ces deux années, ainsi que Monsieur le Médecin-Major de 1re classe Boisson, Major de l'École, de soins auxquels j'ai été très sensible. Que tous deux me permettent de leur exprimer ici toute ma respectueuse reconnaissance.

Mes maîtres de l'École ont toujours été très bienveillants à mon égard ; je remercie tout particulièrement Messieurs les Médecins-Majors Niclot et Ruotte, Répétiteurs à l'École.

Enfin, Monsieur le Médecin-Major Roussel a bien voulu m'honorer des marques de sa sympathie. Il trouvera ici l'hommage de ma sincère gratitude.

Dans cette École où j'ai souffert pendant de longs mois d'un isolement absolu, j'ai trouvé parmi mes camarades de bons amis dont l'affection et la gaîté plus d'une fois m'ont réconforté. Je suis très reconnaissant au Docteur Doche de la franche amitié qu'il m'a témoignée, d'autant plus qu'elle m'a permis de me rapprocher des Docteurs Botte, Bodin et Vigneau. A tous quatre, merci de tout cœur.

A mes bons amis de Paris, MM. Debailleul et Poulain, les Docteurs Rouhier et Lutrot, j'adresse ici l'assurance de ma vive affection et de mon dévouement.

C'est à Monsieur le Docteur Nové-Josserand, Professeur Agrégé à la Faculté de Médecine de Lyon, Chirurgien de l'Hôpital de la Charité, que je dois le meilleur de ce travail. Après m'en avoir inspiré l'idée première, il m'en a donné les principaux éléments, m'a aidé et guidé pas à pas dans l'exécution des détails. Je le remercie respectueusement de la peine qu'il s'est donnée pour me faciliter la tâche, et de sa constante affabilité à mon égard.

Monsieur le Professeur Pollosson, Professeur de Médecine opératoire, Chirurgien de l'Hôtel-Dieu, me fait le grand honneur d'accepter la présidence de cette thèse. Qu'il veuille bien croire à ma sincère reconnaissance.

LUXATION CONGÉNITALE
DE LA HANCHE

ÉTUDE ANATOMIQUE ET RADIOSCOPIQUE DES RÉSULTATS
OBTENUS PAR LE TRAITEMENT NON SANGLANT

INTRODUCTION

Les opinions des auteurs sur les résultats de la méthode non sanglante dans la luxation congénitale de la hanche ne sont pas encore univoques. Les résultats obtenus par les chirurgiens sont très différents, probablement parce que leurs techniques sont différentes ; pour les uns, la réduction vraie est une rareté ; pour les autres, elle est peut-être obtenue dans une proportion assez forte de cas. Si l'on cherche à savoir maintenant comment l'articulation se reconstitue après le traitement, dans les cas terminés par réduction et dans ceux qui ont abouti à des transpositions, on se heurte encore à des interprétations très différentes, hypothétiques pour la plupart, car les faits sur lesquels on peut édifier une théorie anatomique de ces résultats sont fort rares.

Nous avons trouvé dans quelques pièces d'autopsie faites par M. Nové-Josserand, des éléments suffisants pour aborder non plus avec des idées théoriques, mais avec des faits, l'étude anatomique des résultats du traitement non sanglant de la luxation congénitale de la hanche.

Mais ces faits sont trop peu nombreux encore pour suffire à expliquer toutes les variétés qu'on observe en clinique. Aussi avons-nous dû envisager ce même problème en utilisant les notions fournies par la radiographie : nous avons étudié à ce point de vue 35o radiographies provenant de 15o malades traités dans le service de M. Nové-Josserand. Après avoir cherché à exposer une interprétation aussi exacte que possible des images radiographiques, chose qui, on le verra, n'est pas sans difficulté ni sans obscurité, nous avons cherché à montrer quels sont les types anatomiques des articulations reconstituées. Enfin, pour donner à notre travail une utilité pratique, nous nous sommes efforcé d'établir les bases aussi précises que possible d'un pronostic radiographique du traitement non sanglant.

Nous avons divisé notre travail en deux parties :

Dans la première, après un résumé succinct de l'anatomie pathologique de la luxation congénitale de la hanche non traitée, nous avons étudié la radiographie de cette affection.

Dans la seconde partie, après avoir exposé en quelques mots la méthode de réduction, les obstacles qui s'y opposent et les conditions de stabilité primaire de l'articulation, nous avons abordé le problème de l'état définitif de l'articulation dans les cas de réduction et dans les cas de transposition. Nous avons terminé par une étude radiographique des résultats obtenus par M. Nové-Josserand et par la relation des éléments du pronostic opératoire de la luxation congénitale.

PREMIÈRE PARTIE

I

ANATOMIE PATHOLOGIQUE

Notre intention n'est pas d'exposer ici toutes les variétés de luxations, toutes les lésions que peuvent présenter les différents éléments de l'articulation. Nous voulons seulement les résumer brièvement pour permettre au lecteur de comprendre dans notre second chapitre les modifications que la réduction leur fait subir.

On sait que la luxation peut exister avant la naissance ; de nombreuses autopsies de fœtus dues à Grawitz, Holtzmann, Friedlander, etc., démontrent même l'existence de lésions considérables. Mais les fœtus dont il s'agit présentent presque tous en même temps d'énormes anomalies de développement qui en font des curiosités tératologiques et sont incompatibles avec la vie.

Chez l'enfant à la naissance, au contraire, les altérations sont généralement assez peu marquées, puisque le diagnostic est rarement fait. Quelques autopsies démontrent, il est vrai, que dans certains cas, la luxation est d'ores et déjà constituée.

Mais c'est chez l'enfant de deux à trois ans que les lésions s'accentuent suffisamment pour que les symptômes deviennent évidents ; c'est alors que l'on consulte le chirurgien ; c'est donc aux lésions correspondant à cet âge que ce dernier a le plus souvent affaire. Voyons donc rapidement quelles sont ces lésions.

Le cotyle abandonné est toujours atrophié, trop petit pour englober la tête comme à l'état normal. Mais son volume est très variable ; quelquefois absolument nul, il permet plus souvent l'introduction de la pulpe du doigt, parfois aussi il a presque sa largeur normale. Mais en tout cas sa profondeur est considérablement diminuée.

Sa forme est non moins variable. En général, il est décrit comme triangulaire ; mais la base du triangle peut être en bas, au-dessus du trou obturateur, ou en haut et en arrière, du côté de l'os iliaque. Souvent dans ce dernier cas le bord postérieur du triangle est arrondi, aplati par la tête qui est déplacée de ce côté et, dans son ensemble, le cotyle ressemble à une oreille dont la conque est représentée par le cotyle lui-même, le reste du pavillon, par le bord postérieur plus ou moins aplati.

Le fond du cotyle est rarement vide ; plus souvent on y trouve des masses graisseuses plus ou moins denses, plus ou moins abondantes, quelquefois du tissu fibreux, ou, plus souvent, des masses cartilagineuses bosselées, tomenteuses, qui semblent provenir d'un développement anormal du cartilage d'encroûtement.

Les bords du cotyle sont toujours moins saillants qu'à l'état normal. Pour Lorenz, le bord postérieur serait le plus marqué, parfois même il paraît tellement développé à côté du cotyle rudimentaire qu'il semble occuper une grande partie de ce dernier. Nous verrons plus loin que ce bord postérieur reste longtemps cartilagineux, alors que l'antérieur s'ossifie de bonne heure.

Le bourrelet fibro-cartilagineux est généralement conservé. D'après Lorenz, tandis que sa portion antéro-inférieure est saillante, sa portion postérieure est aplatie par la tête et s'incurve vers le centre du cotyle. Nous avons une pièce, représentée figure 1, qui démontre que cette assertion n'est pas exacte, au moins dans un cas.

C'est une pièce trouvée à l'autopsie d'une fillette de sept ans, morte de tuberculose péritonéale sans avoir été opérée de sa luxation.

La luxation était supracotyloïdienne et iliaque, avec peu de déplacement en arrière (voir plus loin l'explication de ces termes). On reconnaît nettement la forme d'oreille que nous avons signalée : l'ancien cotyle est représenté par une fossette irrégulière, qui tranche en noir sur la figure, au-dessus du trou obturateur ; dans le fond on voit des lobules graisseux irréguliers. Le fibro-cartilage aplati contre l'os iliaque dans la région postéro-supérieure est représenté soulevé par une aiguille : on voit que son rebord n'est pas rejeté vers le centre du cotyle, mais au contraire vers l'extérieur. Il semble que la tête, en sortant du cotyle, a refoulé son bord libre vers le haut et l'a aplati tout entier contre l'os. Entre lui et l'os iliaque s'étend la capsule qui a con-

tracté des adhérences avec le périoste, si bien qu'elle
semble s'insérer au pourtour de l'oreille. La tête s'ar-
ticulait exclusivement sur le fibro-cartilage aplati. Elle

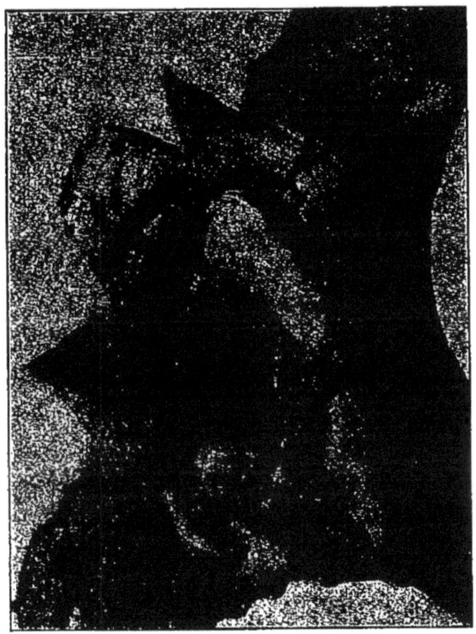

Fig. 1. — Autopsie d'une luxation congénitale non traitée
(Enfant de sept ans).

Le bourrelet fibro-cartilagineux est étalé, doublant la capsule dont il
se sépare assez facilement. Il est soulevé en un point, par une aiguille,
pour montrer à peu près ses limites.

est représentée figure 6 (pièce 1). Nous aurons plus loin
à revenir sur sa description.

On trouve assez rarement un cotyle de nouvelle formation. Plus souvent la tête appuie sur la capsule qui
la sépare de l'os iliaque, plus ou moins renforcée par

le bourrelet fibro-cartilagineux. Il ne peut se former un néocotyle, que si, la capsule étant amincie, usée par le frottement, la tête au contact de l'os provoque à sa surface un processus réactionnel. Le néocotyle peut exister, même chez l'enfant jeune, mais on ne le trouve guère que sur des pièces d'adultes, tout au moins d'enfants déjà âgés.

Lorsqu'il existe, c'est généralement une bande cartilagineuse plus ou moins large, irrégulière, recouvrant une surface osseuse à peine déprimée. Elle est allongée d'avant en arrière, légèrement concave dans le sens vertical ; c'est plutôt une surface de glissement qu'une cavité articulaire.

L'épiphyse fémorale est généralement très anormale. Presque toujours, au lieu de rester dans le plan frontal, comme normalement, elle se place à peu près dans le plan sagittal ; la tête n'appuie sur l'os iliaque que par sa face postéro-interne. Nous n'entrerons pas dans les discussions auxquelles cette position a donné lieu. Rappelons seulement que l'extrémité supérieure du fémur tout entière, et non pas seulement le col, tourne de 45 degrés autour de l'axe de la diaphyse, car les rapports du col, de la tête et des trochanters ne sont pas modifiés.

En somme, les condyles fémoraux étant dans le plan frontal, la tête se dirige presque directement en avant. Il est possible que l'angle du col et de la diaphyse diminue : il y a alors tendance à la coxa-vara.

Fréquemment, il augmente au contraire et l'axe du col tend à coïncider avec l'axe de la diaphyse. Le col est alors redressé. Chez l'enfant jeune, à l'état normal,

le col est court; dans les cas de luxation congénitale, il
est parfois si peu marqué que l'épiphyse fémorale ressemble à l'extrémité supérieure d'un humé-
rus.

Sur l'os iliaque, en dehors du cotyle, la tête s'appuie
contre une surface plane et résistante. Elle se déforme
à son contact et s'aplatit. De sa situation, il résulte
qu'elle appuie contre l'os par sa face postéro-interne.
C'est donc de ce côté qu'elle est le plus souvent aplatie.
Pourtant, lorsqu'elle reste dans le plan frontal, c'est sa
portion inféro-interne qui s'aplatit, et c'est le cas
de la pièce 1. La tête, représentée fig. 6, *d*, p. 67,
montre nettement cet aplatissement inféro-interne.
Par le reste de sa surface, la tête est en contact avec
la capsule, généralement épaissie, renforcée ; de ce côté
aussi, elle s'aplatit, et la même figure 6, *d*, montre un
aplatissement notable de sa surface supéro-externe.
Quand l'antéversion est manifeste, c'est du côté antéro-
externe que cet aplatissement de cause capsulaire est le
plus marqué. En tout cas, la tête s'aplatit moins du
côté de la capsule que du côté de l'os. Dans son ensemble,
la tête est notablement atrophiée, quelquefois au point
de manquer totalement. Dans les cas moyens, elle
atteint la moitié environ de son volume normal. Son
aplatissement dans différentes directions lui donne des
formes très variables : forme de pain de sucre, de rave,
de gland en érection (fig. 6), de coin, de nez, de
disque, de bouton. Vue par la face directement opposée
au grand trochanter, elle a la forme d'une demi-sphère
à section postéro-interne, dont la courbe antéro-externe
peut-être plus ou moins aplatie.

Le revêtement cartilagineux est généralement com-
plet. Mais, à la limite des surfaces aplaties, il peut être
notablement épaissi et contribuer à marquer leurs contours d'une arête vive. Par places, au contraire, il est
aminci et laisse voir le tissu spongieux par transparence.

La fossette d'insertion du ligament rond peut être
transformée en une saillie qui rend la tête pointue dans
son ensemble.

La forme de la luxation est très variable et on en a
décrit dans toutes les directions. Dans la grande majorité des cas, pourtant, la tête luxée est au-dessus du
diamètre horizontal du cotyle. D'après Lange, il
semble que chez le nouveau-né la luxation soit le
plus souvent directe en haut (supracotyloïdienne);
la tête, mal soutenue par le toit du cotyle distend la
portion correspondante de la caspsule et remonte au-
dessus du cotyle, sous l'influence de la traction des
muscles longs et du poids du corps. Plus tard, pour des
raisons mécaniques assez complexes (antéversion du
bassin; efforts d'extension, la cuisse étant fléchie à angle
droit), la tête glisse plus en arrière et la luxation
devient supracotyloïdienne et iliaque. Enfin, plus tard
encore, la tête passe très loin en arrière et en haut dans
la fosse iliaque et la luxation est dite postérieure ou
iliaque. Les formes les plus fréquentes chez l'enfant
seraient les deux premières, la dernière au contraire
serait ordinaire chez l'adulte. (Notons pourtant qu'on
l'a signalée chez le fœtus).

Le ligament rond est constant chez le nouveau-né.
Peu à peu comprimé entre la tête et l'os iliaque il
s'atrophie, se dissocie et disparaît. Pour Hoffa, il man-

que totalement ou il n'en reste plus que quelques débris dès l'âge de quatre ans.

La capsule peut conserver sa forme de manchon tout en s'allongeant entre la tête et le cotyle. Plus souvent le manchon s'étrangle en son milieu et la capsule prend grossièrement l'apparence d'un bissac, d'un sablier avec une poche capsulaire inférieure séparée d'une autre, supérieure, par un isthme rétréci. La poche capsulaire inférieure garde ses insertions normales. De là ses faisceaux convergent vers la portion rétrécie; souvent ils sont fortement tendus au-dessus du fond du cotyle, comme la peau d'un tambour. La poche capsulaire supérieure entoure étroitement la tête et une partie du col ; elle garde ses insertions normales. Avec le temps, elle adhère à l'os iliaque et aux muscles par sa face extérieure, tandis que l'intérieure adhère à la tête elle-même. Elle peut même s'amincir, disparaître et permettre la formation d'un néocotyle, comme nous l'avons vu plus haut.

Entre les deux poches capsulaires se trouve l'isthme. On ne s'entend pas sur son origine. Pour les uns, (Lange), il serait simplement dû à la distension et s'étranglerait comme un tube élastique qu'on étire en maintenant élargies ses deux extrémités. Pour d'autres (Lorenz), il serait dû à la pression du psoas iliaque qui, fortement tendu par le déplacement de la tête, passe devant la capsule, entre la tête et le cotyle. Dans quelques cas, il était constitué en partie par le bourrelet fibro-cartilagineux. Mais il y a souvent un épaississement considérable de la capsule au niveau de l'isthme. Ludloff fait remarquer que, sur un sujet nor-

mal, si l'on fait sortir la tête du cotyle à travers la portion postérieure, mince, de la capsule, si ensuite on la
déplace en haut en la dirigeant dans le plan sagittal.
la tête, dans ce mouvement passe par derrière le
ligament de Bertin qui se place au-dessous d'elle, se
tend et étrangle la partie moyenne de la capsule. Il
semble donc que le ligament en Y puisse jouer un rôle
notable dans la constitution de l'isthme.   .

Dans son ensemble, la capsule peut être épaissie ou
amincie. D'une façon générale, ses faisceaux sont
d'autant plus lâches qu'ils sont plus allongés et que le
sujet est plus jeune. Elle peut s'épaissir au point de
s'opposer par sa consistance même à tout abaissement
de la tête.

Les faisceaux de renforcement de la capsule participent aux modifications de longueur et de consistance
de la capsule. Ils s'allongent d'autant moins et moins
vite que leur résistance est plus grande. Nous avons vu
le rôle que joue le ligament de Bertin dans la constitution de l'isthme.

Les muscles sont modifiés par la luxation. Ceux
dont les insertions sont rapprochées se rétractent ;
inversement, ceux dont les insertions s'éloignent
s'allongent. Sont rétractés, pour cette raison, les muscles rotateurs en dehors (antéversion de la tête) et les
muscles longs allant du bassin à la cuisse et à la jambe.
Sont allongés, au contraire, quelques-uns des petits
muscles courts pelvi-trochantériens : carré crural,
obturateurs, jumeaux et le quart supérieur du grand
adducteur. Le psoas, lui aussi, est allongé et passe
comme une sangle en avant du pubis. Il est légèrement

déplacé en dehors, ce qui expliquerait la fréquence relative des hernies crurales chez les enfants atteints de luxation congénitale ; la hernie, dans ce cas, se fait au-dessus et en dehors des vaisseaux et non en dedans comme d'ordinaire.

L'atrophie générale des muscles du côté luxé est la règle.

Les vaisseaux et les nerfs participent quelquefois à cette atrophie, qui, fréquemment porte sur le membre entier. En tous cas, les gros troncs vasculaires et nerveux sont raccourcis et c'est ce qui explique les accidents de rupture artérielle, de paralysie par distension nerveuse qu'on observe assez souvent lorsqu'on cherche par l'extension forcée à abaisser la tête.

Les altérations que nous venons de signaler sont progressives avec l'âge. Le cotyle se comble de plus en plus de masses qui elles-mêmes deviennent de plus en plus denses ; la tête se déforme au maximum, la capsule se distend, s'épaissit, adhère de plus en plus aux parties voisines ; l'isthme se rétrécit. Les muscles se rétractent. Vers l'âge de dix ans, la solidité de la nouvelle articulation devient assez grande ; mais, par suite, il est de plus en plus difficile de la modifier par le traitement.

Notons ici encore les altérations, très fréquentes, que l'on trouve du côté sain dans les luxations unilatérales. Le cotyle est généralement aplati, élargi, surtout dans sa partie supérieure. Le bourrelet fibreux ne suffit pas à lui donner la profondeur normale et la tête n'y pénètre pas autant que du côté sain. Il y a souvent un léger degré d'antéversion. Que la tête, mal retenue par le cotyle, se déplace légèrement, sans perdre tout contact avec le cotyle, et la subluxation est constituée. Nous aurons plusieurs fois, à rappeler ces faits dans le cours de ce travail.

Telles sont les principales lésions des différents éléments de l'article ; nous sommes maintenant en mesure de comprendre les données de la radiographie avant traitement et les modifications que le traitement pourra apporter à l'état anatomique primitif.

II

DONNÉES DE LA RADIOGRAPHIE
AVANT TRAITEMENT

Pour comprendre l'aspect de la luxation sur la radiographie, il faut d'abord connaître celui de l'articulation normale. Que le lecteur veuille bien considérer la figure 4 qui représente schématiquement le cotyle disséqué d'un enfant de trois ans environ. On reconnait, sur la figure 4, le sourcil cotyloïdien en croissant. Pour la commodité de la description, nous le divisons en quatre par deux diamètres perpendiculaires : l'un vertical xx', l'autre horizontal yy', séparant les portions antéro-inférieure *(x'y)*, antéro-supérieure *(yx)*, postéro-supérieure *(xy')*, postéro-inférieure *(y'x')*. Les hachures représentent les noyaux d'ossification de l'os iliaque : noyaux iliaque *(il)*, ischiatique *(is)*, pubien *(p)*. Le sourcil lui-même n'est ossifié, à cet âge, que dans son quart antéro-supérieur et son quart antéro-inférieur. Ces deux portions seront donc opaques ; elles sont représentées sur la figure par des hachures verticales renforcées par d'autres, transversales.

Dans la région $x\,y'\,x'$, le sourcil est cartilagineux,
transparent; aussi les points d'ossification vus par
transparence à travers le cartilage du sourcil, sont-ils
représentés par des hachures moins serrées.

Les radiographies que nous avons étudiées ont été
prises dans le décubitus dorsal, l'enfant étant couché
sur la plaque, et l'ampoule au-dessus de lui. L'épreuve
positive représente donc le bassin comme vu de dos
par transparence, la lumière arrivant à l'œil suivant la direction du faisceau RR'. Il est évident que la
lumière ne passera qu'à travers les portions cartilagineuses.

Reportons-nous maintenant à la figure 2 qui représente la radiographie du même cotyle. Au premier
coup d'œil on reconnaît l'épiphyse fémorale, son col,
sa tête, représentée par un noyau épiphysaire, le
trochanter marqué par un autre noyau. Elle s'appuie
sur l'os iliaque dont on distingue l'ilium, en haut,
l'ischion, vertical au-dessous. A gauche de l'ischion,
on reconnaît le pubis et le trou obturateur o.

L'échancrure cotyloïdienne est marquée du côté de
l'ilium par une ligne courbe $f\,g$ à concavité tournée
en bas et en dehors, oblique dans son ensemble de
haut en bas et de dehors en dedans, nettement séparée
du reste du bord externe du bassin par une saillie g.
La portion visible de l'ilium n'est autre chose que le
noyau osseux il de la figure 4. La ligne $f\,g$,
c'est la portion $x\,y$ du sourcil cotyloïdien, vue par
transparence à travers la portion $x\,y'$, cartilagineuse,

du même sourcil ; la saillie *g* représente la crête qui domine le cotyle, le toit autrement dit.

Au-dessous de l'ilium, on aperçoit l'ischion ; on pourrait croire que son bord externe continue en bas la ligne *f g*, et limite de ce côté l'échancrure coty-

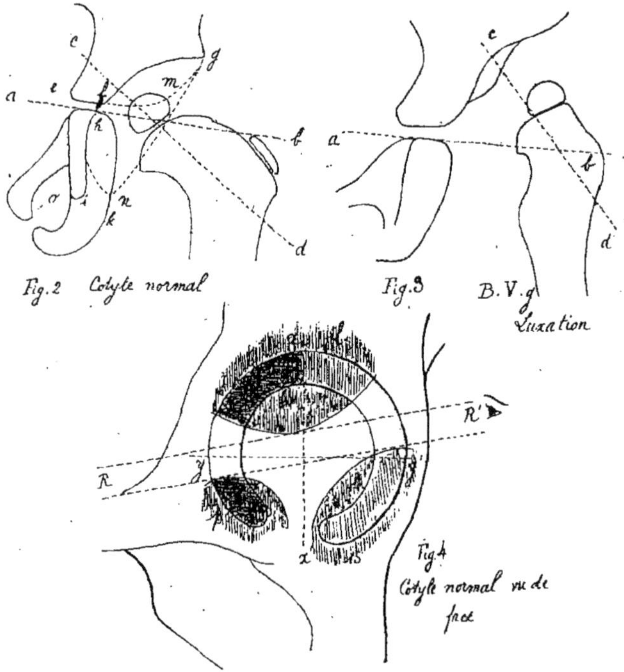

loïdienne : il n'en est rien ; ce qui continue la ligne *f g*, c'est la ligne courbe *h i* qui divise en deux parties longitudinales le noyau osseux de l'ischion. En bas, elle se recourbe en crochet et se continue généralement avec le bord interne de l'ischion. Quelquefois elle est distincte de ce dernier (voir fig., pl. 5).

La zone limitée par la ligne *h i* et le bord interne de

l'ischion est nettement plus foncée que le reste. D'après Ludloff, à qui nous devons une étude radiographique très détaillée, cette zone sombre, c'est la silhouette de la corne antéro-inférieure du sourcil (v. fig. 4) apparaissant à travers le noyau osseux de l'ischion *is*. Nous donnons à la ligne *h i* le nom de double contour inférieur.

Reste maintenant à expliquer la bande claire qui sépare l'ilium de l'ischion. On devine qu'elle représente le cartilage en Y. On s'explique en effet, par la figure 4, que la lumière passe à travers le cartilage, arrêtée en haut par le point osseux iliaque, en bas, par les points *p* et *is*. Le contour supérieur *e f* (fig. 3) de la bande claire représente donc le bord inférieur de l'ilium. Quant à son contour inférieur, il est formé par le bord supérieur des os ischiatique et pubien (plus souvent par ce dernier seul, car l'os ischiatique reste généralement plus bas). La bande claire représente donc la branche ilio-pubienne du cartilage en Y. On comprend aussi que si l'ampoule pendant l'opération est déplacée au-dessus ou au-dessous de R, les ombres des os *il* et *is* sembleront se rapprocher et finiront même, si le déplacement de l'ampoule est suffisant, par se superposer. La position R de l'ampoule est, dans le cas de la figure 4, celle qui donnerait à la bande claire son maximum de largeur.

On le voit sur la figure 3, les deux contours de cette bande claire restent parallèles puis, en dehors, s'écartent comme les deux branches d'un Y renversé (⋊). La bande claire, c'est la branche horizontale, impaire de l' ⋊ ; les deux branches de bifurcation de cette dernière sont représentées : la supérieure par la ligne fg (bord antéro-supérieur du cotyle), l'inférieure par la ligne $a\,h\,k$ (bord externe de l'ischion).

Chez l'enfant plus âgé, vers la quatrième année, cet aspect se modifie. Le quart postéro-supérieur xy' (fig. 4) du sourcil cotyloïdien s'ossifie et apparaît en dehors de la ligne fg sous la forme d'une zone plus claire que le reste de l'ilium et limitée par la ligne $e\,m$. La branche de bifurcation supérieure de l' ⊰ est devenue double. Ce n'est que très tard que le bord postéro-inférieur du cotyle s'ossifie. Il rejoint alors la ligne m qui est devenue plus saillante et constitue avec elle la ligne gn ; l'apparition de cette ligne est tardive ; elle n'est guère visible qu'à l'âge de dix-sept ans. C'est pourtant sous la forme de cette ligne gn qu'il faut se représenter la crête du bord postérieur $x\,y'x'$ (fig. 4) du cotyle, alors qu'il est encore cartilagineux.

Lorsque le bord postérieur du cotyle se développe, la bande claire qui représente le cartilage cotylien semble elle aussi se développer en dehors pour rejoindre la ligne gn. La branche horizontale de l' ⊰ s'allonge donc avec l'âge. En même temps elle s'amincit et finit par ne plus apparaître que sous la forme d'une simple ligne transversale.

On remarquera que nous n'avons pas fait mention de la branche verticale, ischio-pubienne, du cartilage cotylien. La figure 4 montre qu'elle est complètement cachée entre ces deux noyaux osseux pubien et ischiatique.

L'épiphyse fémorale, nous l'avons dit, est dans le plan frontal. Le col présente sa forme normale (rappelons qu'il est court chez l'enfant) ; mais la tête est réduite à un petit noyau osseux arrondi qui surmonte l'épiphyse comme un point sur un I et s'aplatit légèrement à son contact. Son centre est exactement sur l'axe *cd* de l'épiphyse. Le grand trochanter est visible, mais séparé de la diaphyse par un cartilage. Le petit trochanter, généralement, n'est pas visible. L'angle du côl et de la diaphyse est de 130 degrés environ ; les condyles fémoraux, dans la position correspondant à la radiographie sont, comme la tête, à peu près dans le plan frontal. L'axe du col prolongé passe un peu au-dessus du cartilage épiphysaire.

Tel est le schéma de la radiographie d'une hanche normale vers l'âge de trois ans. Voyons maintenant les modifications que subit ce schéma dans la luxation congénitale.

Prenons pour type la figure 2. Elle représente la radiographie d'une enfant de deux ans et demi; nous en avons calqué les contours sur l'épreuve et le dessin obtenu a été réduit de moitié [1] (radio. V. B.). Ici

---

[1] Nous avons employé ce procédé pour tous les dessins de radiographie qui vont suivre ; seulement, dans les planches 5 et 9, la réduction est au quart. Nous avons renoncé à reproduire ici les radiographies elles-mêmes. Les détails que nous signalons au cours de notre exposé sont parfois difficiles à voir; les réductions de radiographie que nous aurions pu reproduire n'auraient pu les rendre d'une façon nette qu'après des retouches accentuant les lignes. Nous avons préféré, pour notre exposé, de simples schémas permettant des appréciations et des comparaisons plus faciles et plus rapides. On pourra en vérifier l'exactitude pour quelques-uns en se reportant à la thèse de notre camarade le Dr Trenel (Lyon, 1903) où les mêmes radiographies sont reproduites en photographie ; nous avons conservé

l'échancrure cotyloïdienne est peu visible. Le bord externe de l'os iliaque est à peine échancré. Le cartilage épiphysaire est en place. Notons seulement que les deux contours restent parallèles sur une beaucoup plus grande longueur que dans le cotyle sain ; autrement dit, la branche horizontale, impaire de l' ⋉ est plus longue, ce qui dénote l'épaississement du fond osseux du cotyle. La branche de bifurcation supérieure, plus simplement la branche supérieure est beaucoup plus redressée sur la branche impaire. Elle fait avec elle un angle non plus de 20 à 25 degrés, comme normalement, mais de 40 degrés et plus. Elle n'est plus concave, comme dans le cas normal, mais presque rectiligne.

Elle se bifurque à une certaine distance de son origine, en deux lignes qui, se rejoignant plus haut, circonscrivent un espace fusiforme ; cet espace, c'est le néocotyle ; dans la fig. 3, il est en effet, directement, sur le prolongement de l'axe du col fémoral et c'est évidemment là que la tête appuie sur l'os iliaque. Enfin, son extrémité supérieure, au lieu de faire une saillie nette comme normalement, à la limite de l'aile iliaque, se continue avec elle sans démarcation bien tranchée.

Ce qui signifie que le bord antéro-supérieur est presque vertical, court, peu ou pas excavé, que le toit n'est pas saillant, toutes choses qui traduisent l'aplatissement du cotyle. La bifurcation représente le néocotyle : son bord gauche sur la figure, ç'est son bord

à dessein les numéros des observations. Du reste, nous n'avons pas besoin ici d'une exactitude mathématique. Nous cherchons seulement à rendre compte aux lecteurs de ce que montre la radiographie, d'une façon générale.

antérieur; le bord droit, c'est le bord postérieur. Il semble ici qu'il occupe la place même du toit.

Quant à la branche de bifurcation· inférieure de l' ⋊, elle est normale. Notons, fait important, que le contour du bord antéro-inférieur manque, autrement dit, il n'y a pas de double contour inférieur. Ludloff insiste sur cette disparition, qu'il considère comme caractéristique de la luxation. Elle traduit en langage radiographique l'abaissement, l'aplatissement du bord antéro-inférieur qui, ne faisant plus de saillie notable, se perd dans l'ombre des os ischiatique et pubien.

La tête présente sur la fig. 3 la disposition la plus commune. Le col semble considérablement raccourci, élargi. Son axe est presque celui de la diaphyse ou fait avec lui un angle de 170 degrés. Le noyau épiphysaire est toujours là comme un point sur un I, mais il est déjeté en dehors, vers le grand trochanter, comme s'il avait glissé sur son cartilage basal (Ludloff). Ce déplacement manifeste évidemment une déformation considérable de la tête. Le grand trochanter est représenté par une saillie faible et mousse. Le petit est très visible. Le col n'est guère échancré qu'en dedans.

La tête est beaucoup plus petite que du côté sain. Mais sa position en antéversion (voir plus bas), rend difficile l'appréciation de ses dimensions.

Les déplacements de la tête peuvent être appréciés dans une certaine mesure, mais les évaluations peuvent prêter à discussion. Nous allons donc exposer et discuter en même temps la méthode que nous employons pour les rendre aussi exactes que possible. Notons sur le col à l'extrémité supérieure, céphalique de son bord interne, un angle saillant, la pointe du col *(Schenkelhaspitze)*. Prolongeons en dehors le contour inférieur de la branche impaire de l' ⊀ et mesurons la distance qui sépare la pointe du col de la ligne *ab* ainsi obtenue ; dans le cas présent, la pointe du col est au-dessous du contour inférieur prolongé, mais arrive presque à son contact ; à l'état normal, fig. 2, elle est beaucoup plus loin au-dessous de la même ligne. Nous pouvons donc apprécier, assez exactement, grâce à ces repères, le degrés d'ascension de la tête.

L'évaluation est sujette à une cause d'erreur. Il est certain que notre procédé donne bien le déplacement de cette épine du col dont parle Hoffa. Mais cette épine elle-même n'est pas un point de repère très précis. En effet, dans le cas qui nous occupe, la tête est non seulement réduite en volume, mais encore en assez forte antéversion, comme elle l'est généralement dans la L C. Et alors, vue de derrière, la pointe du col représente l'extrémité céphalique du bord interne du col ; dans le schéma normal, au contraire, par suite de la position de la tête dans le plan frontal, cette épine représente l'extrémité céphalique du bord inférieur ; or cette extrémité, pour une position donnée de la tête, est notablement au-dessous de celle du bord interne. Nous ne pouvons donc tenir compte, dans nos évaluations, que des différences très considérables du niveau.

Les rapports de la tête et du cotyle sont modifiés non seulement dans le sens vertical, mais encore dans le sens horizontal. En effet, sur ce même prolongement *ab*, on constate que la distance entre le bord externe de l'ischion et la tête est beaucoup plus grande que dans le schéma normal. Elle est ici (en grandeur naturelle) de 1 cm. 5. Dans le schéma normal, elle est à peine de 2 mm. Nous ne voulons pas donner ces mensurations comme précises ; la radiographie, ici comme ailleurs, ne permet pas d'évaluations au millimètre ; nous verrons, à quelles erreurs on s'exposerait si l'on cherchait à en faire.

Ici, en particulier, il est clair que cette distance entre l'ischion et la tête, évaluée à 1 cm. 50 d'une part, à 2 millimètres d'autre part, ne représente pas la distance réelle des deux points osseux en question. Elle mesure seulement la projection dans le plan frontal de la ligne qui les unit, ligne qui peut être très oblique d'arrière en avant et de dedans en dehors. Autrement dit, nous ne tenons compte ici que du déplacement latéral et non du déplacement antéro-postérieur. Est-ce à dire que cette évaluation ne signifie rien ? Loin de là. La différence entre les deux distances saute aux yeux et ce serait un grave tort que de n'en pas tenir compte.

Nous avions pensé que l'axe de l'épiphyse fémorale pourrait nous donner des renseignements précieux en déterminant, par sa direction, l'endroit où la tête prend point d'appui sur l'os.

Cette détermination est impossible, justement à cause de l'antéversion du col. Plus elle est accusée, plus l'axe épiphysaire tend à coïncider avec l'axe de la diaphyse, plus son inclinaison apparente sur l'horizontale est faible, plus enfin le point où il rencontre l'os iliaque est élevé. Si bien que, lorsque la tête est en antéversion complète, on pourrait croire que le col est sur le prolongement de la diaphyse et qu'il appuie

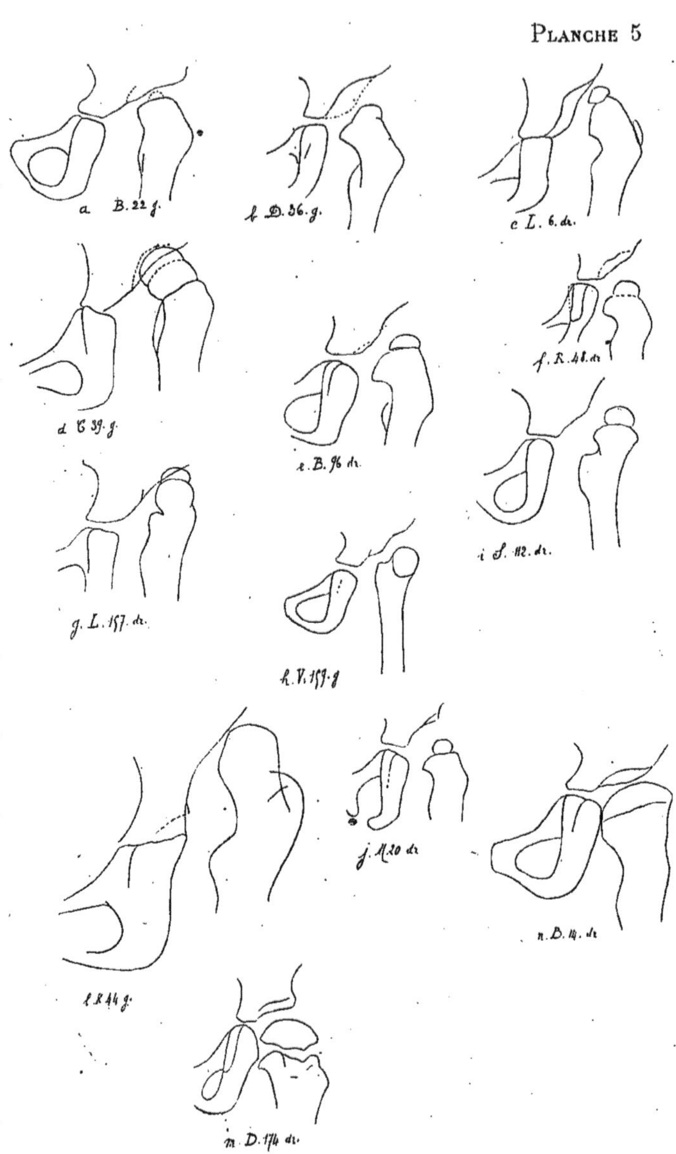

très haut dans la fosse iliaque, au-dessous de la crête iliaque, quelquefois même plus en dehors. Il est donc

impossible d'apprécier exactement l'orientation de l'axe du col, par suite, d'en déduire l'angle du col et le point d'appui de la tête sur l'ilium.

Il est possible pourtant de déterminer jusqu'à un certain point la forme de la luxation. Lorsque l'ascension de la tête est faible, qu'elle est en contact avec l'os iliaque au-dessus du cotyle, comme dans la figure 2, la luxation est évidemment supra-cotyloïdienne. La radiographie permet quelquefois aussi d'apprécier un déplacement de la tête en arrière, par suite, de faire le diagnostic de luxation iliaque ; qu'on se reporte en effet à la planche 5, figure *d* : ici la tête chevauche nettement sur l'os iliaque ; de la rareté des luxations en avant, nous pouvons conclure que la tête est en arrière et la luxation ici paraît bien être légèrement postérieure. L'examen clinique donne, du reste, assez de renseignements, quand le déplacement est considérable, pour que nous n'insistions pas sur ces cas. Mais la radiographie devient très utile pour apprécier les déplacements faibles ; en particulier, c'est grâce à elle qu'on a pu déceler des subluxations et des altérations notables du côté sain dans la luxation unilatérale.

Considérons la figure *f*, planche 5. Il semble au premier abord que tout est normal. Mais à un exàmen plus approfondi on remarque que la tête est en antéversion très marquée ; il n'y a pas d'ascension notable.

Le bord antéro-supérieur du cotyle est très oblique, peu excavé, se continue sans démarcation bien nette avec l'os iliaque. Une verticale abaissée du toit laisse en dehors d'elle une partie notable de la tête. Il semble qu'ici la tête est en antéversion, qu'elle pé-

nètre dans la cavité cotyloïde par sa partie interne
(qui, si la tête était dans le plan frontal, serait sa
partie postérieure), enfin qu'elle n'appuie que sur
la moitié supérieure du cotyle elle-même incomplète.
Cette disposition est, à notre avis, le type de la subluxation ; ce qui la caractérise, c'est le développement
incomplet du toit, l'antéversion de la tête qui s'articule
surtout avec la moitié supérieure du cotyle, mais n'a pas
perdu complètement ses rapports avec ce dernier. De
là à la luxation supracotyloïdienne, il n'y a qu'un pas :
que la tête monte un peu plus haut, qu'elle quitte complètement le cotyle et l'on retrouve la forme de la figure 3, qui est une supra-cotyloïdienne. Aussi la distinction est-elle parfois difficile entre ces deux formes.

Considérons maintenant les figures *n* et *m* de la
même planche. Ici encore la tête est en antéversion,
(en *n*, le col paraît fortement redressé sur la diaphyse) ; l'appui de la tête semble se faire surtout sur
la moitié supérieure du cotyle, et une verticale abaissée de l'extrémité du toit laisse en dehors d'elle une
notable partie de la tête. D'après ce que nous venons
de dire, on pourrait poser le diagnostic de subluxation :
on ferait erreur, les deux figures représentent le côté
sain dans deux cas de luxation unilatérale. Nous pouvons donc conclure que le côté sain dans la luxation
unilatérale présente exactement la disposition de la
subluxation ; ce qui permet de l'appeler sain, c'est que
l'enfant n'accuse aucun trouble fonctionnel. A notre
avis, ces constatations ont une grande importance
au point de vue thérapeutique. En effet, on a signalé
des cas de luxation brusque du côté sain, aux premiers

pas ; la subluxation jusqu'alors latente, s'est accentuée
et révélée par des symptômes fonctionnels. Quelquefois elle est devenue luxation vraie. Le chirurgien, pré-
venu par la radiographie de cette malformation du côté
sain, pourra prévoir la luxation et la prévenir par des
moyens thérapeutiques appropriés.

Notons enfin que, du côté luxé, les os apparaissent
souvent avec des teintes plus pâles et des contours
plus estompés que du côté sain. Cette transparence
relative traduit une anomalie dans la constitution
intime du tissu osseux.

Telles sont donc les renseignements que la radiographie peut nous donner sur la luxation avant traitement.
Résumons-les en quelques lignes : le bord antéro-
supérieur du cotyle est plus redressé sur le cartilage épiphysaire, moins concave ; son extrémité supérieure
est moins saillante ; la branche supérieure de l' $\prec$ se
bifurque plus ou moins haut au-dessus de son origine
et dessine un néocotyle plus ou moins élevé, plus ou
moins excavé. Le double contour inférieur manque. La
branche horizontale, impaire de l' $\prec$ est plus longue
que normalement. La tête est en antéversion ; par suite,
ses dimensions, sa position exacte dans le sens vertical et dans le sens horizontal sont difficilement appré-
ciables ; pourtant, elle est nettement au-dessus et en
dehors de sa position normale.

La radiographie peut nous renseigner encore sur la
forme de la luxation, c'est elle qui le plus souvent permet le diagnostic de subluxation ; enfin, c'est grâce à
elle que l'on peut déceler les altérations, très fréquentes, du côté sain dans la luxation unilatérale.

DEUXIÈME PARTIE

I

RÉDUCTION

Connaissant par l'anatomie pathologique et la radiographie l'état anatomique des surfaces articulaires, leurs rapports et la disposition des parties molles, nous allons voir comment le traitement peut arriver à les modifier pour reconstituer une articulation sinon parfaite, au moins plus utile.

Dans la luxation congénitale, il y a attitude vicieuse, la situation en arrière et au-dessus du cotyle trouble les conditions statiques du bassin et produit une lordose parfois excessive. Il y a aussi impotence fonctionnelle ; la fixation de la tête se faisant surtout par la tension musculaire, ceux-ci se fatiguent rapidement et toute marche prolongée est impossible. Le traitement doit donc chercher à améliorer les fonctions en modifiant les conditions anatomiques de l'articulation.

La première condition, c'est d'amener la tête de la moitié postérieure à la moitié antérieure de l'os iliaque. La statique du bassin se trouve ainsi presque ramenée à l'état normal, la lordose disparaît. Lorenz montre que, dans cette région antérieure du bassin, la tête peut trouver plusieurs appuis osseux capables de la maintenir solidement (branche horizontale du pubis, crête iliaque, épine iliaque antéro-inférieure, fossettes, situées l'une au-dessus, l'autre au-dessous de cette épine). Mais il est clair que, dans aucun de ces points, la tête ne trouve une position aussi favorable qu'à sa place normale, au cotyle vrai. Aussi, le traitement type, celui que doit toujours tenter le chirurgien, c'est la reposition qui, en ramenant et maintenant la tête au cotyle rétablit du même coup les conditions physiologiques normales.

Pour obtenir cette reposition, de multiples méthodes ont été préconisées.

Nous n'avons pas ici à les étudier en détail, et nous nous contenterons de résumer aussi succinctement que possible la plus employée de toutes.

Lorenz, en montrant la possibilité de la réduction par une méthode non sanglante, a fait délaisser presque complètement chez l'enfant jeune les opérations à ciel ouvert. Cette méthode permet de ramener la tête au cotyle par trois voies différentes. L'âge du sujet, les conditions anatomiques déterminent le choix de l'une ou de l'autre de ces voies.

Quand l'enfant est jeune et n'a pas encore marché, la luxation est quelquefois[1] restée sus-cotyloïdienne.

---

[1] Rappelons que d'après Lorenz la luxation iliaque est la règle, la supracotyloïdienne, l'exception, que pour lui la distinction entre supra cotyloïdienne, d'une part, supra cotyloïdienne et iliaque d'autre part (Lauge) est une subtilité superflue.

Il suffit alors d'exercer sur la cuisse en extension une traction suivant son axe, combinée avec une abduction progressive, tandis que le trochanter et le bassin sont solidement fixés. Lorenz conseille en outre de mettre le membre en rotation interne : dans cette situation, le trochanter devient plus saillant, donne un meilleur point d'appui et l'abduction est plus efficace ; la tête, d'abord dans le plan sagittal, passe dans le plan frontal et dirige son pôle vers le cotyle. Le *bord supérieur du cotyle* étant peu développé, il laisse passer facilement au-dessus de son arête la tête qui entre dans le cotyle rudimentaire. Pour la même raison, la reposition au-dessus de ce bord ne s'accompagne pas du claquement de reposition que nous allons trouver dans la réduction par le *bord postérieur du cotyle*.

Celle-ci est indiquée dans les cas, plus fréquents, où la luxation est iliaque. Elle consiste d'abord à amener la tête, par la flexion de la cuisse, en arrière du cotyle ; puis, par traction et abduction progressives (tout en maintenant la flexion) à faire sauter la tête par-dessus le rebord postérieur de cette cavité. Comme plus haut, on prend un point d'appui solide en fixant le grand trochanter d'une main, tandis que l'autre main, agissant sur la partie inférieure de la cuisse exerce à la fois la flexion, l'abduction et les tractions nécessaires. Dans les cas difficiles, un coin fixé à la table remplace la main au grand trochanter. Quand la réduction s'obtient de ce côté, les phénomènes qui l'accompagnent sont très caractéristiques. Lorenz insiste tout particulièrement sur un ressaut brusque, un bruit sec qui se produisent constamment ; la tête gravit lentement la surface en pente douce qui s'étale derrière le cotyle ; arrivée au sommet de l'arête, elle tombe brusquement au pied de l'autre versant, à pic, toujours élevé, sous la traction exercée par les muscles tendus. Cette chute produit un ressaut et un bruit de reposition tout à fait caractéristiques.

Dans certains cas enfin, notamment chez les sujets âgés, la reposition n'est pas praticable par les bords supérieur ou postérieur ; on peut quelquefois l'obtenir par le *bord inférieur*. Pour cela, on met d'abord la cuisse en flexion forcée, puis en hyperextension ; la flexion amène la tête au-dessous du bord inférieur que l'extension tend alors à lui faire franchir. On exécute ainsi le mouvement de pompe de Hoffa, sur les dangers duquel nous n'avons pas à insister. Rappelons pourtant que Lorenz lui attribue la plupart des accidents osseux et nerveux qu'on observe dans les cas difficiles.

Du reste, il nous importe peu au point de vue anatomique que la réduction soit obtenue par un bord du cotyle ou par un autre. L'essentiel pour nous, c'est que la tête pénètre dans le cotyle rudimentaire et qu'elle y trouve un point d'appui capable de l'y maintenir.

Il n'est pas toujours facile d'obtenir la reposition ; les manœuvres thérapeutiques trouvent souvent des obstacles anatomiques sérieux. Il importe donc de bien connaître ces obstacles pour pouvoir, le cas échéant, les tourner ou les vaincre.

Lorsqu'on cherche à ramener la tête au niveau du cotyle, plusieurs causes peuvent s'opposer à son abaissement.

D'abord les muscles par leur tonicité maintiennent les surfaces articulaires accolées dans leur position primitive et constituent un obstacle à l'abaissement. Cet obstacle cède du reste facilement aux inhalations chloroformiques.

Le raccourcissement musculaire est plus difficile à vaincre : nous avons vu qu'il atteint particulièrement les gros muscles de la cuisse : les trois quarts inférieurs du grand adducteur, biceps, le demi-tendineux, le demi-membraneux; d'une façon générale, tous les muscles longs de la cuisse. Quant aux fessiers, le grand seul serait raccourci. Onsait que Lorenz surmonte ces obstacles par la flexion de la jambe (biceps), et l'abduction (grand fessier). Cette dernière est rendue possible par la dilacération des adducteurs ; quelquefois la ténotonie est nécessaire.

A l'abaissement de la tête s'opposent ensuite les obstacles capsulaires. Rappelons la forme en sablier de la capsule ; souvent le sac supérieur qui entoure la tête est adhérent par toute sa surface externe à l'os, aux muscles voisins ; la tête, d'autre part, peut adhérer à sa surface interne ; enfin la capsule peut être tellement épaissie qu'elle est rigide et s'oppose par sa consistance même à la descente de la tête.

On sait pourtant qu'en général les conditions sont moins mauvaises et que l'abaissement se produit sous l'influence de tractions énergiques prolongées et bien conduites.

Mais alors se présente une autre difficulté : l'isthme capsulaire ; il arrête la tête d'autant mieux qu'à son niveau les faisceaux capsulaires (ligament de Bertin) sont très épaissis, très résistants. Lorenz recommande de tirer sur le membre exactement suivant son axe. C'est dans cette direction que la tête tend le mieux à s'insinuer dans l'isthme, à y pénétrer comme un coin. Quelquefois l'isthme suit la tête dans son mouvement de descente et vient s'arrêter contre l'entrée du sac capsulaire inférieur, qu'il rétrécit d'autant.

Enfin ce sac inférieur lui-même est très tendu au-dessus du cotyle vrai et peut opposer une résistance considérable à la pénétration de la tête.

On avait pensé que la capacité du cotyle, déjà rudimentaire, était encore réduite par la présence dans son intérieur du ligament rond hypertrophié, de lobules graisseux très abondants. Nous avons vu que le ligament rond manque presque toujours à l'âge de quatre ans. Quant aux lobules graisseux, ils sont facilement dépressibles et la tête peut les étaler facilement pour *se faire son lit* dans le cotyle. Plus incommodes sont ces productions fibreuses, denses, que nous avons déjà signalées dans l'arrière-fond. Nous avons vu que le bourrelet fibro-cartilagineux est généralement étalé hors du cotyle. Il ne peut donc guère empêcher la tête d'y pénétrer. Il ne nous paraît pouvoir jouer un rôle de ce genre que lorsque c'est lui qui constitue l'isthme. Mais le véritable obstacle à l'introduction de la tête, c'est le cartilage d'encroûtement, hyperplasié, irrégulier, qui peut transformer la cavité en une surface plane, quelquefois saillante, obstacle d'autant plus sérieux que le chirurgien, au moins dans la réduction non sanglante, est complètement désarmé contre lui.

La forme de la tête, d'après Lorenz serait rarement gênante. Pourtant, lorsqu'elle est, avant traitement, dans la position frontale, qu'elle appuie directement par son sommet sur l'os iliaque, elle est aplatie à ce niveau et la crête cartilagineuse qui limite cette zone aplatie peut empêcher son entrée dans le cotyle. Par contre, on comprend que lorsqu'elle est en antéversion, son aplatissement postéro-interne d'une part (os iliaque), antéro-externe d'autre part (capsule), en effilant son extrémité, rende plus facile la pénétration dans le cotyle, surtout dans la position en rotation interne. La position en antéversion n'est pas un obstacle par elle-même ; la rotation interne fait disparaître ses inconvénients et nous verrons (étude radiographique, p. 92) qu'elle n'a aucune signification fâcheuse au point de vue du pronostic.

Quant au col, son raccourcissement est de minime importance ; s'il est en valgus, le trajet que doit parcourir la tête est allongé d'autant ; par suite, cette conformation est plutôt défavorable.

Enfin, le sourcil osseux ou cartilagineux n'est jamais, par lui-même, un obstacle à la reposition. Lorenz insiste même sur l'utilité de bords très saillants, tant pour maintenir la tête réduite que pour permettre au chirurgien le diagnostic de la réduction. Le bruit et le ressaut de reposition sont en effet d'autant plus marqués que les bords sont plus élevés au-dessus du fond du cotyle.

Tous ces obstacles, nous l'avons déjà vu, augmentent avec l'âge ; les muscles se rétractent et se renforcent. La capsule s'allonge, s'épaissit, adhère aux parties voisines ; l'isthme se rétrécit ; le cotyle se comble de tissu fibreux et de cartilage. Si bien que, vers l'âge de sept ans, les divers temps de l'opération deviennent très pénibles ; des efforts énormes deviennent nécessaires et les manœuvres ne sont pas sans danger. Les machines, imaginées pour les faciliter, augmentent ces dangers, parce qu'elles sont brutales. Aussi, quand l'opérateur n'y peut suffire à lui seul, il vaut mieux recourir à l'intervention sanglante qui expose moins aux lésions irrémédiables de fracture, distension nerveuse ou artérielle.

Chez l'enfant jeune, on peut généralement obtenir la réduction. On reconnaît facilement qu'elle a eu lieu à un ensemble de symptômes assez caractéristiques. Dans le décubitus dorsal, le membre qui, avant l'opération, présentait une mobilité anormale, reste fixé jusqu'à un certain point dans la position d'abduction que l'intervention lui a donnée. C'est que la tête, ramenée au cotyle, trouve, dans les bords de la cavité rudimentaire un maintien notable ; de plus, cause plus importante, certains faisceaux capsulaires, certains muscles, fortement tendus par l'abaissement de la tête et tirant sur le fémur suivant son axe (grâce à la position d'abduction) appuient fortement l'épiphyse fémorale contre le cotyle. Il en résulte une certaine stabilité immédiate, primaire, qui permet souvent de diminuer considérablement l'abduction sans que la reluxation ait lieu. Stabilité trompeuse, du reste, car les parties molles auxquelles elle est due cèdent rapidement, laissant la tête ressortir du cotyle.

Exceptionnellement, quand le cotyle est assez profond, il peut retenir la tête presque aussi bien qu'un cotyle normal, et alors la reposition a presque les mêmes résultats immédiats que la réduction d'une luxation traumatique.

Très généralement, la stabilité primaire est beaucoup plus faible et il suffit d'une pression légère de dehors en dedans sur le genou, ou d'une légère rotation du pied en dedans pour que la cuisse retombe inerte et ballante, après un ressaut caractéristique : la tête a franchi à nouveau le rebord cotyloïdien et repris sa position primitive.

La reluxation est facilitée par la faible saillie des bords du cotyle, par l'étroitesse de la cavité, qu'elle déborde en tous sens; enfin, les muscles longs de la cuisse, dès que l'abduction n'est plus à 90 degrés, au lieu d'appliquer la tête sur le cotyle, tirent sur le fémur de bas en haut et tendent à déplacer dans cette direction son extrémité supérieure.

Force est donc de laisser le membre dans sa position primitive d'abduction plus ou moins modifiée (rotation interne) et de l'immobiliser par un appareil plâtré dans cette position. Au bout d'un mois, on enlève le plâtre et on constate que la stabilité est devenue plus grande, qu'on peut diminuer l'abduction de moitié (45°) ou plus, sans que la tête ressorte du cotyle. On immobilise à nouveau le membre dans cette position d'abduction à 45 degrés par un second appareil plâtré, avec lequel on fait généralement marcher l'enfant. Douze à quinze mois après le début du traitement, on peut enlever le plâtre, la stabilité est complète.

Que s'est-il donc passé et comment l'articulation a-t-elle pu se consolider à ce point ?

Pour Lorenz, la tête, fixée contre le fond du cotyle, est solidement appuyée contre lui par la tension passive des muscles et des faisceaux capsulaires distendus par l'abaissement de la tête ; à cette tension passive s'ajoutent pendant les premiers jours au moins[1] un certain degré de contracture musculaire (tension active), et enfin, dans la dernière période du traitement, le poids du corps, la surcharge fonctionnelle dont parle Lorenz. La tête se trouve en présence d'une masse cartilagineuse plus ou moins exubérante, toujours irrégulière ; on dirait que jusque-là les matériaux ont été entassés sans ordre, au hasard. La reposition faite, au contraire, le cartilage est arrêté dans sa croissance dans tous les points où la tête presse sur lui ; il se développe où il peut se développer, c'est-à-dire à la périphérie ; il y forme un bord saillant qui s'étale sur la tête et tend à l'envelopper. Si bien qu'au bout d'un certain temps, le cotyle aplati devient excavé et la tête semble s'être creusé dans son épaisseur une cavité capable de l'abriter. La stabilité primaire, presque nulle au début, est alors assez marquée pour permettre de diminuer l'abduction. Après le traitement définitif elle devient complète, et l'articulation est aussi stable qu'à l'état normal.

Cette explication, que nous résumons d'après Lorenz a soulevé bien des critiques, et le Dr König disait *(Berl. klin. Wochenschr.*, 1897) « qu'il fallait

---

[1] Dans certains cas, d'après Lorenz, la stabilité primaire pendant l'opération peut devenir très forte quand l'anesthésie est imparfaite sous l'influence d'une contracture musculaire intense, à tel point qu'elle devient une véritable raideur articulaire. Elle cède d'ailleurs rapidement lorsqu'on pousse plus loin l'anesthésie.

rejeter ces hypothèses dans le domaine de la fable, qu'elles étaient contraires aux notions élémentaires de la physiologie pathologique sur la constitution d'articulations nouvelles ».

Lorenz maintient énergiquement ses opinions, qu'il croit logiques, mais il déplore que l'anatomie pathologique n'ait pas donné jusqu'ici d'éléments capables de trancher la question. Il ajoute que, pour résoudre le problème d'une façon précise, il faudrait pouvoir faire deux examens anatomiques sur le même sujet : l'un avant traitement, l'autre après, ce qui est impossible.

Il est certain que les autopsies faites après traitement sont rares. Nous n'avons trouvé dans la littérature que trois autopsies faites après traitement. Elles ont été relevées dans la thèse de Petit : l'une est de Paci, la seconde est de M. Nové-Josserand, la troisième, de Petit lui-même. Voyons les faits que nous en pourrons tirer.

Dans l'autopsie de Paci, (faite dans le service de Nota), on nous dit bien que les éléments de l'articulation « ne devaient pas être considérés comme de nouvelle formation, mais comme ayant appartenu à l'ancienne cavité cotyloïde normale ». Mais cette ancienne cavité cotyloïde normale était « abandonnée, réduite dans ses dimensions, déformée et plus ou moins comblée de tissu de remplissage. » La cavité occupée par la tête était « une surface placée sous le tubercule qui est à la base de l'épine iliaque antéro-inférieure ». Il est évident qu'il s'agit d'une transposition en haut et en avant ; nous l'étudierons plus loin.

Dans l'autopsie de Petit, il s'agissait aussi très certainement d'une transposition iliaque.

Ces deux cas ne peuvent donc nous donner aucun renseignement sur la reconstitution d'une articulation normale dans le cotyle normal.

Il n'en est pas de même pour l'autopsie publiée par M. Nové-Josserand *(in* th. de Petit et *Revue des maladies de l'enfance,* 1900). Nous avons pu examiner la pièce conservée dans la glycérine. Ses analogies avec celle que nous avons étudiée et reproduite (p. 18) sont telles que nous croyons pouvoir les considérer théoriquement comme appartenant au même sujet et représentant : la première, l'articulation avant traitement ; la seconde, la même articulation, réduite et guérie.

Rappelons en quelques mots que la première pièce (luxation non traitée) montre la forme en oreille caractéristique (fig. 1), que la plus grande partie du contour de cette oreille est constituée par le bourrelet fibro-cartilagineux qui s'est étalé entre la tête et la capsule. Celle-ci a elle-même contracté avec l'os iliaque des adhérences solides. La conque de l'oreille est constituée par le cotyle rudimentaire rempli de tissu graisseux. La tête (fig. 6, *d)* était aplatie dans sa portion inféro-interne et dans sa portion supéro-externe, entre le cotyle et la capsule.

La pièce 2 (fig. 6, *a, b, c,* p. 67) appartenait à un enfant de sept ans, traitée, guérie de sa luxation, morte quinze mois après de diphtérie.

Les muscles étaient légèrement atrophiés, surtout les adducteurs et les petits muscles pelvi-trochantériens. L'articulation est à sa place normale, à la même

distance de la symphyse, de l'E I A I, de l'ischion
que normalement. Seulement, la tête mise en place
fait en dehors du cotyle une saillie nettement plus marquée que du côté sain. On trouve au-dessus de l'articulation une dépression allongée d'avant en arrière,
peu profonde, irrégulière, comblée par du tissu fibreux,
représentant l'ancien faux cotyle. Les mouvements,
avant l'ouverture de la capsule étaient normaux, la rotation interne pourtant était un peu limitée, l'abduction
au contraire, légèrement augmentée.

La capsule a sa forme normale de manchon. En
avant, on retrouve le ligament de Bertin; dans son ensemble, elle est comme épaisseur et consistance sem-
blable à celle du côté sain.

La tête, vue par sa face postérieure, semble absolument normale. Vue de face[1], au contraire (fig. 6, c),
sa portion antéro-externe est nettement aplatie contre
la capsule qui, la pièce remise en place, se tend fortement à sa surface (fig. 6, b.).

Les analogies du cotyle avec celui de la pièce 1
(fig. 1) sont frappantes. Ici encore, on reconnaît, bien
que beaucoup moins nettement la forme en oreille ;
mais les contours du pavillon sont considérablement
rapprochés de la conque, représentée par l'ancien cotyle. Le bourrelet fibro-cartilagineux double encore la
capsule, surtout en haut et en arrière, mais au lieu de
s'étaler sur l'os iliaque, son bord libre s'est incliné à la
surface de la tête qu'il recouvre en partie ; le dévelop-

---

[1] Vue de face signifie : vue par le pôle directement opposé au
grand trochanter.

pement de ce bourrelet a été suffisant pour compléter le cotyle osseux rudimentaire et lui donner un rebord presque aussi saillant qu'à l'état normal. En même temps qu'il s'est élargi dans ce sens, il s'est épaissi ; sa coupe (fig. 6, *b)* représente ainsi un triangle, dont la base repose sur le sourcil cotyloïdien osseux et le sommet (bord libre) s'insinue entre la tête et la capsule. Voici donc, à notre avis, comment les choses se sont passées dans ce cas, pour rétablir les formes normales du cotyle :

La capsule d'abord étalée sur l'os iliaque et doublée en partie par le fibro-cartilage a suivi la tête dans le mouvement de descente et s'est étalée sur son pôle supérieur. D'abord trop longue, flasque dans cette portion, elle s'est ensuite rétractée, tendue entre ses insertions. Le bourrelet fibro-cartilagineux, lui aussi, s'est infléchi vers la tête, sous la pression de la capsule ; d'abord mince et aplati, il s'est développé considérablement en largeur à la surface de la tête, jusqu'à atteindre presque la grande circonférence de celle-ci ; enfin il s'est épaissi, renforcé, de façon à compléter le cotyle, à faire d'une cavité osseuse rudimentaire (voir la fig.) un cotyle presque normal. Pourtant il reste encore entre le côté sain et le côté réduit une différence qui nous semble importante : le cotyle osseux et cartilagineux n'enveloppe pas la tête aussi complètement qu'à l'état normal. On sait que dans un cotyle sain le fibro-cartilage dépasse notablement la grande circonférence de la tête dont il enferme ainsi les deux tiers environ ; sa circonférence libre est plus petite que sa circonférence adhérente. Cette disposition est représentée en .a, figure 6. Du côté luxé, au contraire, la grande circonférence du bourrelet est à son bord libre ; la petite adhère à l'os coxal. Il en résulte que la tête est moins enfoncée dans le cotyle que du côté sain, et cette disposition est évidente au premier coup d'œil quand on remet la tête dans le cotyle.

De là résulte que la tête est en rapport avec la capsule sur une portion de sa surface beaucoup plus grande qu'à l'état normal. Dans le cas qui nous occupe, il y avait un léger degré d'anteversion; par suite, c'est en avant et en dehors surtout que la surface de contact est étendue (fig. 6, *b)*. Nous avons vu qu'à ce niveau la tête est nettement aplatie. A ce niveau aussi, la capsule présente son faisceau de renforcement le plus important: le ligament Bertin. Il semble donc que le cotyle osseux rudimentaire, notablement augmenté de profondeur par le fibro-cartilage, ne l'a pas été suffisamment pour enfermer complètement la tête ; qu'enfin, la tête mal maintenue par le cotyle incomplet en serait sortie en avant et en dehors, si le ligament de Bertin ne s'était opposé à ce mouvement et n'avait renforcé par sa présence le point faible de l'articulation. La tête, butant contre cet obstacle capsulaire rigide, inextensible et plan, s'est modelée à sa surface et s'est aplatie.

On pourra nous objecter que cet aplatissement de la tête était sans doute antérieur à la réduction, et qu'il est bien improbable que la tête se soit ainsi déformée contre la capsule. Nous ne pouvons démontrer la chose d'une façon absolue. Mais il nous semble inadmissible qu'une déformation, antérieure à la réduction n'ait atteint la tête que dans sa portion externe. L'examen clinique et la radiographie avant réduction avaient montré que la tête était primitivement en antéversion, luxée en haut et légèrement en arrière. D'après ce que nous avions vu en anatomie pathologique (page 18) la tête, dans les cas de ce genre, est aplatie, surtout dans sa portion médio-postérieure et, s'il y a un aplatissement en avant et en dehors, au contact de la capsule, il est généralement moins accentué. Que la radiographie ne montre rien de cet aplatissement, on se l'explique facilement : la tête en antéversion ne permet sur sa forme et ses dimensions que des conjectures ; d'autre part le cartilage, invisible, peut être aplati sans que la radiographie le laisse soupçonner. Il faut donc conclure que primitivement : ou bien la tête n'était pas aplatie du tout, et alors le traitement seul peut avoir produit l'aplatissement décrit plus haut ; ou bien elle l'était à la fois en dedans et en arrière d'une part, en avant et en dehors d'autre part, et alors le traitement a fait disparaître un aplatissement, conservé l'autre. Il faut donc admettre que la tête s'est conformée à sa nouvelle position.

D'ailleurs, comme le montre la figure 6 *b*, l'aplatissement correspond exactement à cette portion de la tête qui est en rapport direct avec la capsule. Il est impossible d'admettre que la tête, autrefois adaptée à une autre position, aplatie contre d'autres surfaces résistantes, puisse s'adapter aussi exactement, sans avoir subi de modifications à la forme nouvelle elle-même de la capsule.

On nous excusera d'entrer ici dans ces détails, mais.

nous n'avons trouvé signalée nulle part cette modification morphologique de la tête ; elle nous a semblé évidente dans le cas précédent ; nous verrons plus loin (fig. 6 *f*) une pièce dans laquelle elle est plus nette encore. Enfin, nous verrons aussi que la radiographie semble indiquer nettement un aplatissement de ce genre, appréciable même sur la tête osseuse. C'est donc un fait nouveau, qui a son importance.

Il n'y a là, du reste, rien qui puisse étonner : que l'on songe à l'activité de croissance des os et du cartilage chez les enfants, et l'on se rendra compte que l'apport de couches cartilagineuses plus ou moins épaisses suivant les points, puisse effacer d'anciennes déformations ou en produire d'autres, lorsque les causes qui produisent ces déformations ont été supprimées ou modifiées.

Nous sommes ainsi conduit à admettre avec Lorenz que le cartilage cotylien de son côté se modèle sur la tête (voir fig. 79). Nous nous rangeons d'autant plus volontiers à son avis que souvent, sur des radiographies, nous avons vu le cotyle osseux lui-même se développer au-dessus de la tête après réduction, pour lui faire un toit suffisant ; si l'os lui-même prend part à ces modifications, à plus forte raison le cartilage doit-il pouvoir se déformer sur son nouveau point d'appui.

Nous avons déjà admis des modifications morphologiques du cotyle, du bourrelet fibro-cartilagineux, de la tête. A notre avis, il faut aller plus loin encore et admettre avec Lange que la capsule, elle aussi s'adapte aux conditions nouvelles. D'après Lange, les faisceaux capsulaires antérieurs sont détendus, plissés même, au moment de la réduction, par l'abaissement de la tête et la rotation interne ; les faisceaux supérieurs sont détendus de même par l'abduction du membre ; par contre, pour les mêmes raisons, les faisceaux postérieurs et inférieurs sont fortement distendus. Pendant l'immobilisation, les faisceaux détendus se rétractent ; les faisceaux tendus au contraire s'allongent. La capsule finit ainsi par reprendre sa forme normale de manchon, et la tension de ses différentes parties devient uniforme.

D'après Lange, ces modifications capsulaires seraient même les seules que puisse obtenir le traitement ; il a pensé pouvoir les favoriser, les régler en injectant du chlorure de zinc dans l'épaisseur même de la capsule, suivant la méthode de Lannelongue. Mais les résultats qu'il a obtenus par cette méthode sont encore trop peu nombreux pour qu'on puisse en tirer des conclusions fermes sur sa valeur. Il est certain en tous cas, d'après ce que nous avons vu plus haut, que la capsule n'est pas seule à se modifier.

Les ligaments eux-mêmes jouent certainement un rôle notable dans la reconstitution de l'articulation. Ils participent nécessairement aux modifications de longueur que signale Lange pour la capsule entière. Nous avons vu le ligament de Bertin renforcer dans la pièce 2 le point faible de l'articulation. Nous verrons que, dans certains cas de transposition, son rôle peut devenir de tout premier ordre.

Enfin les muscles, en s'adaptant à leur nouvelle position, entrent pour une part notable, sinon prépondérante, dans la stabilité de l'articulation en maintenant par leur tonus les surfaces articulaires au contact.

De cette autopsie et des considérations que nous

avons exposées au cours de sa description, il semble donc résulter que la stabilité de la réduction est due à des phénomènes très complexes. Le cotyle osseux et cartilagineux, le bourrelet fibreux, la tête, la capsule et les ligaments se modèlent les uns sur les autres, s'adaptent aux conditions anatomiques et physiologiques nouvelles, et reconstituent une articulation sensiblement voisine de la normale au point de vue anatomique comme au point de vue physiologique.

II

TRANSPOSITION

De l'autopsie que nous venons de rapporter, nous pouvons conclure que la réduction vraie est possible, c'est-à-dire qu'on peut ramener la tête au cotyle et l'y maintenir d'une façon définitive. Nous verrons plus loin que des résultats aussi satisfaisants ont été souvent obtenus par M. Nové Josserand. Il n'est pas exact de dire avec Petersen que la transposition est de beaucoup plus fréquente que la réduction vraie, quand les conditions anatomiques ne sont pas trop défavorables. Pourtant trop souvent encore on ne peut ramener la tête au cotyle. D'autres fois la tête réduite ressort immédiatement ou secondairement de la cavité rudimentaire. Il y a alors transposition.

Il est nécessaire tout d'abord de s'entendre sur la terminologie : le sens des mots reposition, réduction, reluxation, transposition est mal défini et souvent il en résulte dans la lecture des auteurs une certaine confusion. A notre avis, quand les manœuvres non sanglantes ont réussi à amener la tête au cotyle, il y a reposition. Il n'y a réduction que lorsque la tête est maintenue à sa place d'une façon définitive. Si la tête remonte immédiatement à sa place primitive (ce qui est rare), nous dirons qu'il y a reluxation. Enfin, lorsque la tête par le traitement a été déplacée, mais hors du cotyle, il y a transposition. Mais ici, il y a à distinguer deux cas : ou bien la tête n'a pu être ramenée au cotyle par les manœuvres thérapeutiques ; on n'a réussi qu'à la déplacer à l'amener par exemple au-dessous de l'E I A I, où elle s'est fixée : dans ces cas, il y a transposition primitive ; ou bien la tête a été ramenée et maintenue plus ou moins longtemps au cotyle, mais en est ressortie : dans les cas de ce genre, il y a transposition secondaire.

Nous avons vu que, chez l'enfant jeune, la reposition, par les méthodes perfectionnées d'aujourd'hui est généralement possible. Mais lorsque les conditions anatomiques sont mauvaises, en particulier chez l'enfant au dessus de sept ans, il est parfois impossible de ramener la tête au cotyle et il y a transposition primitive. Les causes de cette transposition, nous les avons étudiées plus haut : elles ne sont autres que les obstacles à la réduction.

La reluxation est extrêmement rare, lorsqu'on emploie les méthodes ordinaires. En effet, les tractions considérables qu'on exerce sur le membre, les positions extrêmes dans lesquelles on le fixe ont toujours au moins pour résultat un déplacement de la tête.

Quant à la transposition secondaire, elle est de

beaucoup la plus fréquente. Nous avons vu comment après réduction, tous les éléments de l'articulation se modifient pour maintenir la tête au cotyle. Il est clair que toutes les causes qui s'opposeront à ces modifications seront des causes de transposition.

D'abord le cotyle peut rester absolument insuffisant, même après fixation pendant le temps voulu et en position convenable : en particulier le toit du cotyle reste quelquefois presque nul ; la tête, mal maintenue de ce côté pourra distendre la partie supérieure de la capsule et remonter au-dessus du cotyle sous l'influence des muscles et du poids du corps, dès que le membre aura été ramené dans la rectitude.

Le temps nécessaire pour la constitution d'un cotyle suffisant paraît être assez variable suivant les individus : on comprend qu'elle demande d'autant plus de temps que la cavité est primitivement plus rudimentaire. En outre, le développement osseux lui-même est souvent anormal ; nous avons déjà vu en étudiant l'anatomie pathologique et la radiographie de la luxation que les os sont non seulement atrophiés, réduits de volume, mais encore moins denses, plus transparents aux rayons X. Il semble que l'atrophie porte sur les travées osseuses élémentaires elles-mêmes.

Ces anomalies de développement sont plus ou moins marquées, et il n'y a pas à s'étonner que l'adaptation des éléments osseux de l'articulation, qui en dépend, soit plus ou moins rapide, plus ou moins complète. Le cartilage qui participe à ces « dystrophies », comme le membre entier, doit aussi tarder plus ou moins à compléter le cotyle.

Chez les sujets assez âgés, de sept à dix ans, la croissance est beaucoup moins active que chez l'enfant jeune de deux à quatre ans. Comme c'est par des phénomènes de croissance que la tête et le cotyle se modèlent l'un sur l'autre, on comprend que chez l'enfant âgé la reconstitution •de l'articulation doit être plus lente, et c'est encore une difficulté de plus du traitement dans ce cas ; on se rapproche de plus en plus, lorsque l'enfant avance en âge, des conditions de la luxation traumatique de l'adulte : la tête trouve au cotyle une surface osseuse complètement organisée et, comme dans la luxation traumatique, elle n'arrive plus qu'à grand'peine à la déprimer légèrement ; la néarthrose se fait presque exclusivement entre la tête et les parties molles.

La capsule et les muscles s'adaptent assez vite et assez régulièrement à la situation qu'on leur donne pendant la fixation du membre. La rétraction des parties détendues de la capsule, des muscles relâchés est du reste un phénomène qu'on utilise couramment en orthopédie. Nous verrons que les faisceaux de renforcement de la capsule peuvent suppléer à l'insuffisance du cotyle.

Encore faut-il, pour cela, que le membre soit fixé dans le plâtre en bonne position. Dans notre autopsie, nous avons vu le rôle que jouait la portion antéro-externe de la capsule, en maintenant la tête du côté où le cotyle était insuffisant. Dans le cas où le toit est plus incomplet, c'est à la partie supérieure de la capsule que revient ce rôle de contention. Il paraît donc nécessaire que la capsule soit solide en haut et en avant. L'abduction fait rétracter les faisceaux supérieurs ; les antérieurs nécessitent, pour se rétracter, la rotation interne. Beaucoup des mauvais résultats de la rotation externe doivent être attribués à l'insuffisance de la capsule qu'elle distend en avant.

Telles sont les causes anatomiques qui prédisposent à la transposition secondaire. Quand elles sont suffisamment marquées, la transposition se produit soit au moment où l'on ramène le membre dans la rectitude, soit plus tard, quand l'enfant a marché sur son membre en extension. Dans le premier cas, le déplacement de la tête est dû à la traction des muscles de la cuisse et des fessiers qui tendent à le faire remonter au-dessus du cotyle ; dans le second, à cette première cause s'ajoute le poids du corps. Lorsque le cotyle est insuffisant, c'est à la capsule que revient le soin de résister à ces deux forces ; si elle-même est insuffisante, la tête remonte dans la fosse iliaque jusqu'à ce qu'elle trouve un appui suffisant pour la retenir.

Les données anatomo-pathologiques sur la transposition sont restreintes, faute d'autopsies. Les auteurs en sont réduits à faire à ce sujet les hypothèses qui leur paraissent les plus vraisemblables.

La tête, dans son mouvement entraîne avec elle la capsule qui se distend et qu'elle écrase contre le périoste. Dans la transposition primaire, la tête est souvent amenée au-dessus et en avant du cotyle, au-dessous de l'épine iliaque antéro-inférieure : c'est aussi vers ce point qu'elle se déplace le plus souvent dans la transposition secondaire. On peut l'y sentir par la palpation, en dehors, tout contre l'épine. L'examen clinique montre aussi qu'elle s'y fixe ; mais ce que l'on ne trouve pas dans les auteurs, c'est le mécanisme de cette fixation. Pour Petersen, la tête vient se loger dans un espace angulaire compris entre ces muscles, d'une part, et l'os, d'autre part, elle remonte dans cet espace jusqu'à ce qu'elle ait trouvé contre les insertions mêmes de ces muscles, au sommet de l'angle, un point d'appui ferme. Pour d'autres auteurs, l'arrêt de la tête serait provoqué par la capsule tendue au maximum. Quant à l'os iliaque lui-même, on s'accorde à dire qu'il ne joue dans l'articulation qu'un rôle très effacé. Il est généralement intact au niveau de la tête, et la formation d'une cavité, même très réduite, pour loger la tête doit être considérée comme l'exception. On sait, en effet, que pour qu'une cavité se creuse, il faut à la surface de l'os un certain degré d'irritation mécanique. L'os alors prolifère, surtout autour du point de contact ; il en résulte un néocotyle, recouvert parfois de cartilage. Dans la luxation traumatique, la tête est directement au contact du périoste et frotte à sa surface ; l'irritation mécanique nécessaire est réalisée et le néocotyle se forme, lentement, du reste. Dans la transposition qui nous occupe, au contraire, la tête est accompagnée par la capsule, qui la sépare de l'os, sert de coussin protecteur et s'épaissit même quelquefois ; la tête ne peut donc se creuser un néocotyle que lorsque la capsule, après avoir adhéré à l'os, s'est usée et a permis le contact direct des deux os.

Aussi les néocotyles sont-ils rares. Cependant, il ne faudrait pas en conclure que l'appui de la tête soit exclusivement constitué par les parties fibreuses : la paroi pelvienne contre laquelle repose la tête n'est pas verticale, mais oblique de bas en haut et de dedans en dehors. Il en résulte qu'elle peut étayer la tête si celle-ci possède, d'autre part, des moyens fibreux de fixité l'appliquant exactement sur le bassin.

C'est pour cela, sans doute, que même chez l'enfant très jeune on perçoit au niveau de l'appui de la tête une zone plus sombre dont le contour interne est flou, se perd dans l'ombre de l'ilium. Ce n'est pas un néocotyle, mais une zone de densification de l'os indiquant que celui-ci supporte là une pression assez forte pour modifier sa structure.

Quant à la tête, il est probable, d'avance, d'après ce que nous avons vu, qu'elle se modifie et se modèle sur les parties résistantes voisines, lorsqu'elle est encore dans la période de croissance ; on peut admettre que ce modelage contribue à la fixer aux saillies, aux arêtes des parties voisines.

Nous pouvons ajouter aussi que, sans doute, le fibro-cartilage et la capsule déformés jouent un rôle dans la fixation de la tête.

Mais toutes ces explications, il faut bien le dire, sont hypothétiques ;

Les données anatomo-pathologiques acquises jusqu'ici sont restreintes. Pourtant, dans les autopsies de Paci et de Petit dont nous avons déjà parlé il s'agit, non pas de réduction vraie, mais de transposition : en avant et en haut dans le cas de Paci ; en arrière et en haut dans le cas de Petit, et nous pouvons en tirer quelques faits positifs. Malheureusement, il nous manque bien des détails et la description des pièces manque souvent de clarté et de précision.

Voyons d'abord l'autopsie de Paci :

Elle concerne une fillette de sept ans, opérée des deux côtés, et morte trois mois après de dysenterie rebelle. Nous avons vu (p. 51) qu'il s'agissait de deux transpositions « sous le tubercule qui est à la base de l'épine iliaque antéro-inférieure », au-dessus et en avant de « l'ancienne cavité cotyloïde normale abandonnée, réduite dans ses dimensions, déformée, plus ou moins comblée de tissu de remplissage ». La cavité articulaire est irrégulièrement sphéroïdale, concave, parfaitement modelée aux dimensions et à la forme de la tête fémorale, aussi bien d'un côté que de l'autre. Elle est presque entièrement, constituée par du tissu conjontif. La surface est uniforme, concave, avec une profondeur maxima de 12 millimètres; tout autour s'élève la saillie représentant le sourcil cotyloïdien. Cette saillie paraît être de structure ancienne et osseuse, mais à la pression on trouve qu'elle a la souplesse et l'élasticité du tissu fibreux ou du tissu fibro-cartilagineux. La surface du cotyle est recouverte d'une substance molle, de couleur chocolat foncé, qui a l'apparence de caillots en voie de résorption. Çà et là on trouve de petits faisceaux filamenteux et lamellaires qui s'étendent de la surface cotyloïdienne à la tête fémorale, constituant des fibres d'adhérence en voie d'organisation.

Les deux têtes fémorales ne sont pas sphériques et ressemblent vaguement à la surface inférieure d'un condyle fémoral. La capsule a ses insertions normales à l'épiphyse du fémur. Elle s'insère d'autre part aux contours de la cavité cotyloïde néoformée. Elle est notablement épaissie, atteint 7 à 8 millimètres.

La relation d'autopsie ne nous dit pas quelle part l'os prenait à la constitution du sourcil. Pourtant le rebord du nouveau cotyle était nettement fibro-cartilagineux.

Il semble donc qu'ici c'est le fibro-cartilage qui a joué
dans le développement du cotyle le rôle prépondérant,
comme dans notre autopsie de réduction vraie. La tête
est aplatie en dedans du côté de l'os, en dehors du côté
de la capsule elle-même, considérablement épaissie.
Enfin il y a des adhérences entre la tête et cette capsule, probablement à la suite du traumatisme opératoire qui a amené aussi dans la cavité articulaire un
léger épanchement sanguin. On ne nous dit pas
exactement comment la tête était maintenue ; on nous
dit seulement que tous les mouvements étaient possibles
Voyons l'autopsie de Petit.

Il s'agit d'une enfant opérée à quatre ans, de luxation droite,
morte un mois après de diphtérie. Il y avait transposition postérieure, dans la fosse iliaque, en haut et en arrière du cotyle vrai.
La fausse cavité est formée par un plancher osseux constitué par
le rebord cotyloïdien, mais la capsule qui s'insère sur le sommet
de ce rebord séparait la tête luxée du plan osseux. Entre l'ancienne cavité et la nouvelle il y a un rebord épais, saillant, sur
lequel se moule la cavité ; la présence de ce mur doit empêcher
la tête fémorale de pénétrer dans le cotyle. Pour réduire la
luxation, il faut que la tête s'abaisse en contournant le bourrelet,
ce qui est obtenu par la flexion du fémur sur le bassin ; dans
cette position, la tête répond à la partie à peine saillante du
bourrelet et un petit mouvement d'abduction la fait rentrer
dans le cotyle vrai. Ce cotyle vrai est des plus nets. Le rebord
antéro-supérieur, pectinéal, haut de plus de 1 centimètre, sur-
plombe la cavité. Le rebord postérieur, iliaque, saillant en haut
diminue de hauteur à mesure qu'on l'examine plus bas, et tend
à disparaître à la partie inférieure. Le rebord inférieur, obturateur, est constitué en avant par le ligament transverse de l'acéta-
bulum, bien formé, très saillant ; en arrière, il disparaît ; c'est là
le point le moins élevé du rebord cotyloïdien ; il répond exacte-

ment à la partie postérieure du trou obturateur. C'est par là que la tête rentre le plus facilement dans la cavité.

Le bourrelet est brillant et resplendissant, tout à fait cartilagineux dans le segment postéro-supérieur; mais dans le segment inférieur, il est recouvert d'une toile conjonctive qui semble indiquer qu'en ce point la tête après réduction ne pressait pas contre lui.

En arrière et en bas, portion obturatrice, le bourrelet est haut de quelques millimètres à peine sur une étendue de près de 1 centimètre et il faudrait le disséquer pour le voir net. Il semble qu'en cet endroit on constate la présence d'un tissu de matière ecchymotique. Nous avons vu que c'était là le point faible de la cavité.

Le fond du cotyle est occupé par un revêtement cartilagineux large de 1 centimètre. En bas est du tissu graisseux qui représente l'arrière fond ordinaire. Le rebord cotyloïdien est surtout saillant en haut et en avant au point où vient presser la tête fémorale lorsque le fémur est placé en abduction et rotation externe.

La tête fémorale est petite, dépasse à peine le col; il existe néanmoins un prolongement cartilagineux sur la face postérieure du col. Il n'en existe pas sur la face antérieure.

La capsule s'insère sur la tête du fémur à peu près normalement. Elle est très distendue et présente des aspects variables :

1° En haut et en arrière, au niveau de l'articulation pathologique;

2° En bas et en avant, au niveau du cotyle.

On remarque immédiatement que la capsule ne présente pas, entre ses deux portions, de retrécissement en sablier.

Au niveau de l'articulation pathologique, elle a été refoulée en haut et en arrière par la tête luxée et s'est créé un passage entre le petit fessier, le pyramidal et les jumeaux. Il existe là une boutonnière large de 4 à 5 centimètres qui laisse passer la tête très facilement. La capsule à ce niveau est difficile à disséquer; sur sa face externe, on trouve des restes de fibres musculaires provenant des jumeaux.

La capsule s'insère au sommet du rebord osseux qui forme en
haut un véritable toit au cotyle; elle n'adhère pas à l'os par sa
face externe et présente une très grande laxité; sa longueur est
de **6** centimètres. Elle est épaisse et semble recouverte de cartilage. Les fibres zonulaires ont une netteté remarquable; elles
forment de véritables faisceaux isolés quand on regarde la
capsule par sa face interne.

Au niveau du cotyle vrai, la capsule, dans sa portion antérieure, pectinéale, est beaucoup moins lâche; on peut recon-
naître le ligament de Bertin moins net que d'habitude et le
ligament pubo-fémoral dans toute sa netteté. A la section, on la
trouve remarquablement épaisse, surtout à sa partie moyenne.
Il n'y a pas trace de l'amincissement qu'on observe d'ordinaire
au-dessous du psoas.

En arrière, dans sa portion obturatrice, la capsule est amincie
dans la partie qui est en rapport avec l'obturateur externe ; il
existe là une ecchymose des plus nettes : c'est là le point faible
de l'articulation, par où la tête doit passer pour réintégrer la
cavité cotyloïde,

Il semble donc résulter de cette autopsie que la tête,
luxée en haut et en arrière, était maintenue par la capsule distendue, en particulier par le ligament de Bertin
et le ligament pubo-fémoral, et qu'elle se logeait dans
une boutonnière musculaire qui, peut-être, contribuait
à la maintenir. Le bourrelet fibro-cartilagineux et le
bord postérieur sont présentés comme s'opposant à la
réduction, sauf en flexion forcée. Il est probable que
la transposition dont il s'agit est une transposition primitive.

Nous venons de voir deux cas de transposition:
dans le premier, c'était une transposition en haut et en
avant (forme commune); dans le second, c'était une
transposition en haut et en arrière (forme exception-

nelle). On sait par l'examen clinique et la radiographie que, quelquefois, la tête transposée remonte dans la fosse iliaque. En général, lorsque la transposition est postérieure ou supracotyloïdienne élevée, les résultats fonctionnels sont mauvais. La tête roule dans la fosse iliaque, mal fixée sous les insertions musculaires par des adhérences avec les parties molles et le périoste ; l'enfant boîte et fatigue.

Mais on sait aussi que dans le cas de transposition en haut et en avant, comme celui que rapporte Paci les résultats fonctionnels sont excellents malgré le déplacement évident de la tête.

Nous avons déjà vu que ces résultats peuvent tenir au bourrelet fibro-cartilagineux et à la capsule (autopsie de Paci). Nous avons entre les mains une pièce d'autopsie encore inédite qui démontre d'une façon évidente que les ligaments articulaires peuvent jouer dans la fixation de la tête un rôle 'de tout premier ordre.

Cette pièce que nous a communiquée M. le Professeur Nové-Josserand, appartenait à une petite fille opérée par lui à deux ans et demi d'une luxation bilatérale supra-cotyloïdienne et iliaque. La réduction avait été facile mais, par la suite, il s'était produit une transposition en haut des deux côtés, se traduisant par une claudication assez marquée. Pourtant, il y avait eu amélioration ; l'articulation permettait à l'enfant de marcher assez longtemps sans fatigue et l'ensellure avait disparu. Deux ans et demi après l'opération, l'enfant étant morte de broncho-pneumonie, on procède à l'autopsie.

L'état des parties molles ne révèle rien de particulier. Pour l'articulation même, nous avons pu examiner la pièce, et voici ce que nous avons constaté. Nous renvoyons le lecteur aux figures 6 *(e, f,)* 7 et 8 où la pièce est représentée.

Dans la figure 7, l'articulation a été ouverte par sa

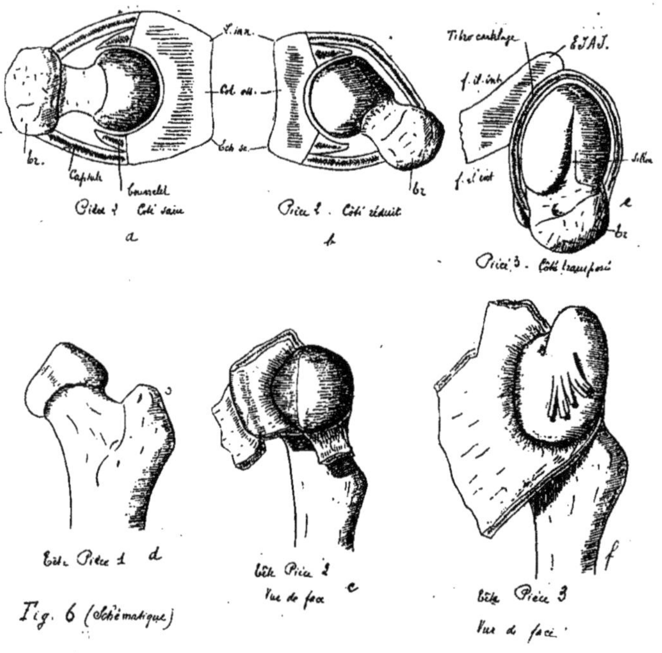

face postérieure. On a rejeté la tête en dehors en lui faisant décrire autour de la partie antérieure de la capsule prise comme charnière un mouvement de rotation en dehors de 90 degrés, de telle sorte que le trochanter, primitivement en arrière et légèrement à gauche de la tête (sur la figure), est venu se placer directement à sa droite. Du côté du cotyle, on retrouve

difficilement la forme en oreille que nous avons vue
(fig. 1.). Pourtant, on retrouve encore son contour dans
une ligne interrompue, demi-circulaire, à concavité
dirigée à droite. Cette ligne marque la limite postéro-
supérieure d'une surface située immédiatement en
arrière de l'E I A I, assez régulièrement plane, sur
laquelle on voit pourtant quelques sillons peu profonds;
c'est sur cette surface que la tête appuyait. Elle est
constituée par un tissu fibro-cartilagineux qui représente sans doute le fibro-cartilage articulaire aplati par
la tête contre l'os. Sa face iliaque est complètement
adhérente au périoste. Sur sesbords, cette surface se
continue avec la capsule, et il est impossible de recon-
naître les limites précises du fibro-cartilage et de la
capsule qui semblent fusionnés.

Au-dessous de cette surface on aperçoit une cavité
très sombre qui représente le cotyle rudimentaire. Il est
rempli de bourrelet graisseux, irréguliers, et on y retrouve des débris du ligament rond, dilacéré, effiloché.

La tête, telle qu'on l'a représentée, est vue par sa
face articulaire. Etant donné la position de la tête en
antéversion complète, cette face articulaire était interne.
Elle est régulière, ses contours sont arrondis, sans
saillie notable ; mais, fait dont la figure ne peut rendre
compte, elle est considérablement aplatie. On se rend
mieux compte de cet aplatissement sur la figure 8 où la
tête est représentée vue d'en haut, la tête à droite, le
trochanter à gauche.

Sur cette figure, on peut voir encore que la tête est
aplatie notablement sur son autre face (située en bas,
fig. 8), qui correspond à la capsule.

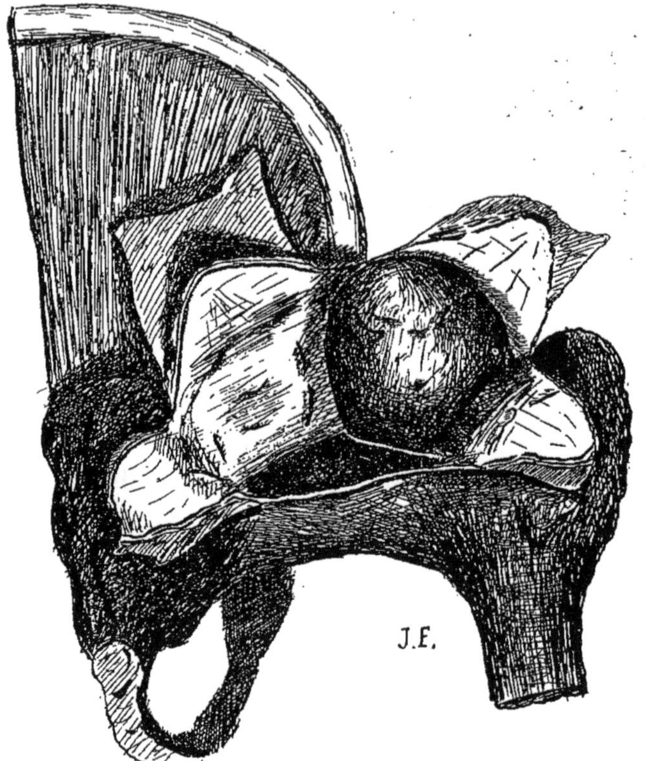

Fig. 7.

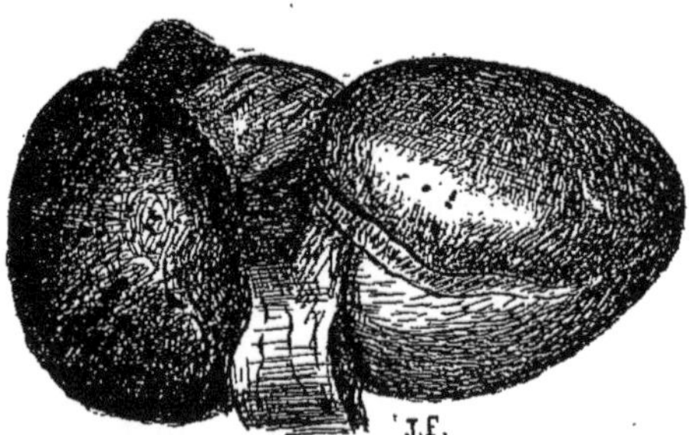

Fig. 8.

La figure 6 *e*, qui représente la tête en place, montre cet aplatissement du côté interne et du côté externe. La fig. 6 *f*, représente la tête vue par sa pointe. On remarque que sa face supérieure a un autre aplatissement, presque une gouttière, visible encore en 8 et en 6 *e*. Cette gouttière était en rapport avec un faisceau fibreux extrêmement épais.

La capsule est du reste épaissie dans son ensemble. La tête remise en place, on note que, par suite de sa position, la capsule, en arrière, actuellement coupée, devait être très courte. Au contraire, sa moitié antérieure s'était considérablement allongée, contournait le pôle antérieur de la tête et recouvrait sa face externe pour venir se jeter à ses insertions au fémur qui étaient normales. Dans l'épaisseur de cette portion de capsule, on reconnaît nettement des faisceaux fibreux isolés qui, partis de la région de l'E I A I et du pubis, se dirigent d'abord horizontalement vers le trochanter, puis s'infléchissent en bas pour s'insérer à la ligne intertrochantérienne antérieure. Ils semblent ainsi décrire sur la face externe de la tête une sorte de spire qui s'accentue lorsqu'on exagère l'extension du fémur sur le bassin.

Directement en haut, et correspondant au sillon que nous avons noté sur la tête à ce niveau, on trouve un gros faisceau de renforcement de la capsule, qui part de la base de l'E I A I et se dirige vers le grand trochanter en passant au-dessus de la tête, en arcade. Après avoir dépassé le pôle supérieur de la tête, il va s'insérer, en partie au grand trochanter, en partie (par des fibres qui s'infléchissent vers le bas) à la ligne intertrochantérienne antérieure. Ce faisceau présente exactement les insertions du ligament de Bertin. Comme l'os ne donne à l'épiphyse fémorale aucun appui notable, il est évident sur la pièce que la stabilité de l'articulation est due exclusivement à ce ligament.

Il nous reste à expliquer comment le traitement a pu aboutir à ce résultat. On sait que, avant traitement, le ligament de Bertin est situé au-dessous de la tête et se tend au-dessous d'elle entre l'épine iliaque et ses insertions au grand trochanter. L'abduction forcée à laquelle on soumet le fémur a pour résultat d'abaisser la tête en arrière et au-dessous de lui, tandis que la main qui est au trochanter, et y exerce une pression énergique, tend à la chasser plus en avant, directement sous lui.

Lorsqu'on redresse ensuite le membre, la tête vient appuyer sur le bord inférieur du ligament et le charge en quelque sorte en l'entraînant en haut. La rotation interne à 45 degrés, combinée à ce redressement, met justement la tête dans la direction du ligament, qui prend ainsi contact avec elle sur toute sa longueur. La tête remontera donc jusqu'à ce que le ligament ait atteint son maximum de distension. Comme ce faisceau fibreux est très dense, très résistant, il peut suffire à porter le poids du corps. Dans le cas qui nous occupe, il était si bien le seul élément de soutien de la tête que, lorsque sur la pièce complète on le détendait par flexion et rotation interne, l'articulation devenait très lâche et permettait des mouvements très anormaux.

Dans l'extension complète, au contraire, les fibres en spire de la portion antérieure de la capsule se tendaient sur la tête et la fixaient très solidement contre l'os.

Cette autopsie nous semble concluante, elle démontre que dans la fixation de la tête au-dessous de l'épine iliaque antéro-inférieure, la capsule, particulièrement le ligament en Y est le principal, si ce n'est le seul élément de stabilité de l'articulation.

TROISIÈME PARTIE

I

ÉTUDE RADIOGRAPHIQUE DES RÉSULTATS DU TRAITEMENT

Nous avons vu dans notre première partie comment se présentait sur les radiographies la luxation avant traitement. Voyons maintenant son aspect après traitement.

Une question se pose à l'examen de toute radiographie après traitement : Y a-t-il réduction ou transposition ?

Quand la tête est au cotyle, dans le plan frontal, à son niveau normal, sous un toit normal, que la radiographie se rapproche de très près de la figure 2, il n'y a aucun doute, l'articulation est réduite. De même, on peut facilement affirmer la transposition lorsque, comme dans la figure *i* (planche 9) la tête appuie sur l'os iliaque nettement au-dessus du cotyle ; mais, que l'on considère la figure *f* de la même planche, dirons-nous encore qu'ici il y a réduction ?

La tête est bien abaissée au niveau du cotyle, mais elle est pourtant en position anormale et ne semble s'appuyer que sur une minime partie du toit cotylien, la tête est en rotation externe, très écartée du cotyle. Faudra-t-il, pour trancher la question, s'adresser à l'examen clinique? Nous ne le croyons pas. Entre les faits cliniques et les faits anatomiques, il y a de notables divergences : on peut trouver chez un enfant d'excellents résultats fonctionnels alors que la radiographie montre d'une façon évidente qu'il y a transposition. A notre avis, c'est dans la disposition respective de la tête et du toit qu'il faut chercher le critérium de la réduction au point de vue radiographique pur.

Nous dirons qu'il y a *réduction* toutes les fois que sur l'épreuve nous trouverons l'épiphyse fémorale abaissée à peu près à son niveau normal, et recouverte au moins en partie par un toit net. Nous réserverons le nom de *réduction vraie* aux cas où nous trouverons, outre les dispositions précédentes, un toit recouvrant à peu près complètement la tête. L'ascension de la tête se détermine par rapport au prolongement de la branche impaire de l' ⊰, (cartilage cotylien, voir p. 78) ; quant à la dimension du toit par rapport à la tête, on la détermine en abaissant de son sommet, généralement bien marqué, une verticale. Dans la réduction vraie, cette verticale passe en dehors de la tête ou n'en laisse en dehors qu'une minime partie (fig. *a.*) Lorsque, comme dans la figure *f*, cette verticale passe à l'union du 1/3 interne et des 2/3 externes de la tête ou au moins en son milieu, la réduction est *incomplète*. Enfin dans la figure *k*, elle laisse en dehors la tête tout entière ; dans ce cas, nous disons qu'il y a *transposition*. Il est

PLANCHE 9

certain que ces divisions sont artificielles et ne répondent pas à tous les faits ; mais, dans toutes les radiographies que nous avons observées, nous n'avons trouvé que rarement des contradictions bien nettes à ces définitions, et nous croyons pouvoir les admettre comme valables dans la grande majorité des cas.

Ces définitions établies, voyons le premier groupe, qui comprend les réductions vraies. Nous les avons définies par l'abaissement de la tête à peu près au niveau normal, et la présence d'un toit la recouvrant en grande partie. Les figures *a*, *b*, *c*, *d*, pl. 9, qui satisfont ces conditions, rentrent dans ce groupe. Mais, dès l'abord, une distinction s'impose : l'axe du col, sur la radiographie, peut présenter sa direction normale et couper le cotyle un peu au-dessus de la branche impaire de l' ⋉, comme dans la figure 2, p. 25. Dans la figure *b* (pl. 9.), il se dirige beaucoup plus haut ; dans la figure *d*, il devient presque vertical. Enfin, dans la figure *c*, il est, au contraire, presque horizontal et coupe le cotyle bien au-dessous du cartilage cotylien. Il y faut donc dès l'abord distinguer trois types suivant que l'angle du col, sur la radiographie, est égal, supérieur ou inférieur à l'angle normal. Mais il ne faudrait pas se hâter de conclure qu'à ces apparences de redressement ou d'inflexion du col correspondent des redressements ou des inflexions réelles. Nous avons déjà vu que le redressement apparent peut tenir tout simplement à la position de la tête en antéversion, qui produit en même temps un raccourcissement notable du col. Aussi, toutes les évaluations portant sur la longueur et la direction du col sont-elles discutables. Considérons les figures *a* et *b*; ici le col est nettement étranglé, sa longueur est normale, sa direction est encore assez écartée de la verticale, mais s'en rapproche déja sensiblement. D'autre part, le cartilage qui sépare le noyau épiphysaire de la tête du reste de l'os, très visible en *a*, est beaucoup plus incliné sur l'horizontale que sur la figure 2 qui montre sa direction normale. Cette apparence est un bon signe d'antéversion. On comprend en effet, par la figure 2, que si la tête tourne en avant de 45 degrés, le cartilage épiphysaire n'apparaîtra plus que par son bord postérieur (si le noyau est assez développé pour ne pas disparaître en entier) et que ce bord postérieur sera à peu près horizontal. Nous pouvons donc admettre qu'en *a* (et en *b* par analogie) il y a un léger degré d'antéversion. L'antéversion pure se complique toujours d'un raccourcissement apparent du col. Dans les figures *a* et *b*, ce raccourcissement est faible, s'il existe; il faut donc admettre qu'il y a, en même temps que l'antéversion un léger degré de redressement du col. De fait, on constate souvent que le membre réduit est notablement plus long que le membre sain. Cette allongement, qui persiste, est peut-être dû à ce redressement du col.

Pour les mêmes raisons, nous dirons qu'en *q* (radiographie de la pièce 2), il y a un léger degré d'antéversion ; l'autopsie, en effet, nous a appris que cette antéversion était réelle.

Au contraire, dans la figure *d*, il n'y a plus de col visible; la ligne de séparation entre l'os et le noyau épiphysaire est à peu près horizontale : il y a antéversion complète.

Il résulte de ces discussions que les évaluations que l'on peut faire sur la longueur et l'angle du col sont toujours approximatives.

Lorsque l'angle du col paraît plus court que l'angle normal, comme dans la figure *c*, on pourrait conclure qu'il y a tendance à la *coxa vara*. Mais Ludloff fait remarquer que cette apparence peut tenir tout simplement à une légère flexion du fémur sur le bassin. Qu'on imagine une épiphyse supérieure vue par en dessous : en projection, le col semblera faire avec la diaphyse un angle très aigu, peut-être même nul. Nous mettons en garde les chirurgiens contre les conclusions trop hâtives. Mais nous nous sommes assuré que dans ce cas, comme dans celui de la figure *p*, il n'y avait pas de flexion. Nous pouvons donc bien distinguer, au moins schématiquement, trois variétés dans le groupe des réductions vraies.

Dans la première (fig. *a*, *b*, *n*, *o*), la tête est dans une position voisine du plan frontal ; elle appuie encore par son pôle contre le cotyle au fond duquel elle semble pénétrer. Nous disons alors que la réduction est typique.

Dans les cinq cas de ce genre que nous avons observés, le double contour inférieur (voir p. 25 et 30) ne manquait qu'une fois. C'est dans cette forme qu'on peut le mieux juger sur la radiographie de l'aplatissement de la tête entre le cotyle et la capsule (voir p. 51). Qu'on suppose, en effet, une ligne droite partant du sommet du toit pour aboutir à la région correspondant à la fossette du grand trochanter.

Cette ligne représente à peu près la direction du ligament iléo-fémoral supérieur. On peut voir sur les figures *a*, *b*, *n*, *o*, que la tête semble s'affaisser au contact de cette ligne comme si elle ne pouvait la franchir. Cette disposition est surtout nette en *n*, où la tête apparaît, fichée comme un coin entre cette ligne et le cotyle. Cette déformation déjà sensible sur l'os, permet de conclure qu'elle l'est beaucoup plus sur le cartilage, plus facile à déformer.

C'est aussi dans les cas de ce genre que nous avons pu le mieux constater le développement du toit cotylien. Par définition, ce toit doit recouvrir la plus grande partie de la tête dans toute réduction vraie. Mais, quelquefois, il reste très oblique, très allongé, peu saillant sur le bord externe du bassin. Dans un cas, il était tellement peu distinct de ce bord que nous n'avons pu affirmer la réduction vraie que par la présence de la tête tout au fond du cotyle et en position très voisine de la normale (fig. *e*).

Plus souvent le toit se développe considérablement après la réduction, comme le dit Lorenz. Nous avons deux radiographies d'un même sujet prises à un an d'intervalle qui montrent, la première, des noyaux osseux s'indiquant par des taches sombres au niveau du toit, jusque-là très oblique, et la seconde, ces noyaux osseux fusionnés avec l'os iliaque, constituant un nouveau toit beaucoup plus incliné sur l'horizontale.

En superposant les calques des radiographies avant et après traitement, nous avons pu constater souvent que la direction du toit était parfois de 20 degrés plus proche de l'horizontale après le traitement qu'avant.

La seconde et la troisième variété de réductions

vraies sont des réductions atypiques. Dans la seconde (fig. *d*), la tête est en antéversion complète ; elle n'est en contact avec le cotyle que par sa face interne (qui serait postérieure si on ramenait la tête à sa position normale). Il semble qu'elle n'appuie que sur la moitié supérieure du cotyle. Que le lecteur compare cette figure *d* avec la figure *f* de la planche 5, qui représente une subluxation avant traitement. Les analogies sont évidentes. Peut-être dans la dernière le toit est-il un peu moins développé, mais la position de la tête dans les deux figures est identique.

De cette comparaison, nous croyons donc pouvoir conclure que la réduction peut donner à l'articulation une disposition très voisine de la subluxation.

Quant à la troisième variété de réductions vraies, elle comprend les cas analogues à ceux des figures *c* et *p*. Nous avons trouvé quatre cas de ce genre où l'axe du col est notablement incliné sur l'horizontale ; la tête est aplatie dans sa portion supérieure et dans sa portion interne ; elle reste dans le plan frontal et au-dessous de son niveau normal. Elle semble n'appuyer que sur la moitié inférieure du cotyle, généralement normal (toit très accentué, double contour inférieur). La coïncidence de toutes ces particularités dans plusieurs cas, nous fait admettre que cette disposition constitue une variété particulière de réduction. Mais nous devons avouer que nous ne comprenons pas très bien l'état anatomique auquel elle correspond. Tout au plus pouvons-nous supposer, d'après l'aplatissement supérieur de la tête, qu'il y a dans le cotyle un butoir résistant qui arrête la tête de ce côté. Peut-être ce butoir n'est-il autre que le revêtement cartilagineux du toit (fig. *c* et *p*).

En résumé, nous avons trouvé trois variétés de ré- duction vraie, la première comprend des cas *typiques* très voisins de la normale ; dans la seconde, la tête est en forte antéversion ; dans la troisième, il y a *coxa vara* ; ces deux dernières variétés sont des réductions *asypiques*.

Nous ferons remarquer encore, nous appuyant sur les figures *a* et *b*, que la *restitutio ad integrum* est possible, ce que plusieurs auteurs ont nié ; l'articulation peut même reprendre à tel point l'aspect d'une articulation normale qu'on a quelque peine, dans la luxation unilatérale, à distinguer le côté réduit du côté sain (qui, d'ailleurs, est quelquefois nettement anormal, voir p. 35). Quelquefois la seule différence qui persiste est une légère transparence de l'épiphyse fémorale, dont les contours sont plus estompés et la teinte plus pâle.

Considérons maintenant les figures *f*, *g*, *h*. Ici le toit ne recouvre plus qu'une partie de la tête, sa moitié tout au plus. Dirons-nous qu'il y a transposition ? La chose est discutable, parce que, outre l'insuffisance du cotyle, il y a ascension de la tête bien au-dessus de son niveau normal (sauf en *f*). Pourtant, il y a eu abaissement de la tête aux environs du cotyle et il y a un toit qui lui fournit certainement un appui ferme. Aussi pensons-nous pouvoir donner aux cas de ce genre le nom de *réductions incomplètes*.

On reconnaît facilement que la tête est en antéversion à l'absence de col, à la direction horizontale du cartilage qui sépare le noyau épiphysaire du reste de l'os. En *f* même, ce cartilage est nettement oblique en bas et en dehors et prouve, comme la direction générale de l'épiphyse qu'il y a une légère rotation en dehors.

Quant au toit, il est notoirement insuffisant. En *g*, il semble qu'il s'est infléchi vers la tête seulement dans sa région toute supérieure, sa région inférieure étant restée verticale.

Ici encore, comme dans la seconde variété des réductions vraies, il y a une grande analogie avec la subluxation. L'ascension de la tête, très notable en *g*, indique pourtant que l'articulation est plus éloignée de la normale qu'en *f* (pl. 5) ; cette ascension est un pas de plus fait vers la transposition supra-cotyloïdienne.

La différence entre les réductions incomplètes et les transpositions est en effet aussi peu nettement tranchée qu'elle l'était entre les réductions vraies et les réductions incomplètes. On se rappelle que, pour nous, il y a transposition lorsque la verticale abaissée du sommet du toit laisse la tête en dehors d'elle. Mais le sommet du toit est quelquefois très difficile à déterminer, lorsque le bord externe du bassin ne présente aucune saillie. Que la saillie du toit, déjà faible, de la figure *g* vienne à disparaître, il nous faudra conclure à la transposition, parce que la tête est nettement au-dessus de son niveau normal. Il faut donc étendre notre définition et dire : Lorsque la tête, comme dans la figure *k*, est tout entière en dehors du toit, ou encore lorsque, en l'absence complète du toit, la tête est considérablement écartée du cotyle dans le sens horizontal ou dans le sens vertical, on pourra affirmer la *transposition.*

Dans certains cas, assez rares, dont nous n'avons reproduit ici aucun exemple, la tête est remontée très haut dans la fosse iliaque et son contour chevauche plus ou moins sur celui de l'aile iliaque. Il s'agit évidemment dans ces cas de transposition iliaque.

Plus souvent la tête reste aux environs et un peu au-dessus du cotyle vrai, comme dans les figures *k*, *l*, *m*, *r*, et il y a alors transposition sus-cotyloïdienne. Mais un simple coup d'œil sur les cinq figures que nous venons de citer permet de constater voir entre elles des différences considérables.

En *k*, la tête est en antéversion complète. Elle est notablement plus haut, plus écartée du cotyle qu'à l'état normal. Dans ce cas, l'absence complète de tout point d'appui osseux apparent donne à penser que la tête n'est soutenue que par les parties molles.

En *l* et *m*, nous trouvons une disposition très fréquente dans les radiographies que nous avons examinées. La tête est en rotation externe complète, et c'est le trochanter qui vient au cotyle où il semble jouer le rôle de la tête. Dans ce cas, l'enfant marche sur son trochanter, disposition qui donne parfois des résultats fonctionnels satisfaisants.

Enfin, examinons les fig. *i* et *r*; la disposition, en dépit des apparences, est à peu près la même. En *r*, on voit très nettement que la tête est en antéversion complète et même en rotation externe légère. Le bord interne du grand trochanter s'appuie par une bonne partie de sa longueur contre le bord externe du bassin, qui semble présenter à ce niveau une ébauche de néocotyle. En *i*, c'est aussi le bord interne du trochanter qui vient au contact de l'os iliaque, mais la tête, masquée sans doute par le trochanter, n'apparaît pas (l'épreuve, du reste, est assez mauvaise). Il semble donc, ici encore, que l'enfant marche sur son trochanter ; mais cette fois, c'est sur le bord interne de cette saillie et non sur sa pointe Comment l'articulation peut elle se fixer dans cette position ? Nous ne le savons pas ; peut être même sommes-nous victimes d'une simple apparence. Mais il nous a semblé que cette disposition était curieuse et qu'il fallait appeler l'attention sur les cas de ce genre ; peut-être l'avenir nous donnera-t-il l'explication du problème.

Telles sont les données de la radiographie sur les résultats du traitement non sanglant. Résumons-les en quelques mots.

Il y a réduction vraie quand la tête est recouverte en grande partie par le toit. Dans ce, cas la tête peut être en position normale ou en antéversion ; le col peut être redressé ou infléchi sur la diaphyse.

Il y a réduction incomplète quand le toit ne recouvre qu'une partie de la tête.

Enfin, il y a transposition lorsque la tête n'est pas sous le toit, ou que, le toit étant absent, la tête est loin ou au-dessus du cotyle.

Dans ce cas, la tête peut être en antéversion et ne s'appuyer que sur les parties molles ; ou bien elle est en rotation externe et c'est le trochanter qui est au cotyle ; ou bien, enfin, le bassin repose sur le bord interne du grand trochanter.

II

ÉTUDE DU PRONOSTIC D'APRÈS LA RADIOGRAPHIE

Le pronostic des résultats que peut donner le traitement est sous la dépendance étroite de l'état anatomique primitif de l'articulation.

Sur cet état anatomique, l'examen clinique ne donne que peu de renseignements. On sait combien il est difficile d'apprécier le volume et la situation exacts de la tête à travers les parties molles, si épaisses, de la région.

Sur le cotyle, l'étude clinique ne donne même absolument rien.

La radiographie, au contraire, nous donne beaucoup de détails sur l'articulation. Rappelons-nous les différences radiographiques que nous avons trouvées dans notre première partie, entre l'articulation saine et l'articulation luxée (voir fig. 2 et 3). Dans cette dernière, la branche de bifurcation supérieure de l'∠ est presque perpendiculaire à la branche impaire; elle n'est pas nettement limitée à son extrémité supérieure; lorsqu'elle se bifurque elle-même, au lieu de le faire à son origine, à l'extrémité de la branche impaire, elle reste indivise sur une certaine longueur, puis se bifurque en deux branches qui se réunissent plus haut. La branche impaire de l'∠ (mesurée par son contour supérieur) est plus longue. Le double contour inférieur est peu marqué ou nul.

Du côté du fémur, le col semble plus court, son axe tend vers la verticale ; le noyau épiphysaire est déjeté vers le trochanter ; les contours sont souvent plus flous, les ombres plus claires.

Enfin, la tête (pointe du col) déborde en haut le contour inférieur de la branche impaire de l' $\prec$ prolongé ; sur cette même ligne, la distance qui sépare la tête du bord externe de l'ischion est plus grande.

Il est facile de comprendre qu'à chacune de ces différences radiographiques répond une différence anatomique. Lorsque la branche de bifurcation supérieure de l' $\prec$ est presque verticale, rectiligne et n'est pas limitée en haut, c'est que la moitié supérieure du cotyle ou toit est verticale, non excavée, et ne peut donner à la tête aucun appui. Ces différences anatomiques, ce sont en définitive les lésions mêmes de la luxation congénitale ; ce sont aussi les obstacles qui s'opposeront à la reposition et à la rétention de la tête au cotyle.

Nous avons donc pensé que, de ces détails actinographiques nous pourrions tirer des indications pronostiques précieuses. Il est bien évident *a priori* qu'on ne peut établir un pronostic ferme en s'appuyant sur une seule lésion. Si le toit du cotyle est peu saillant, il est possible qu'en même temps la branche impaire de l' $\prec$ soit courte et le double contour inférieur du cotyle bien marqué, montrant ainsi que le cotyle, insuffisant dans sa moitié supérieure, est pourtant nettement excavé dans sa moitié inférieure. Il faut donc tenir compte à la fois de tous les éléments que la radiographie nous donne, tirer de chacun les indications pronostiques qu'il fournit et en faire la somme.

Mais ici commencent les difficultés. Toutes les lésions constatées n'ont pas la même valeur ; d'abord les lésions peuvent être plus ou moins accentuées, et, par suite, s'opposer plus ou moins aux efforts du chirurgien. On comprend, par exemple, qu'un toit nettement visible et saillant, mais trop court pour abriter la tête complétement est plus favorable qu'un toit absolument nul. Aussi l'indication pronostique dans le cas de toit nul, est-elle beaucoup plus nette que dans le cas de toit moyen.

D'autre part, certaines lésions anatomiques sont, par leur nature même, plus importantes que d'autres. L'antéversion du col par exemple, nous le verrons, n'a aucune signification pronostique, alors que la rotation externe est absolument défavorable.

Il faut donc pouvoir donner aux différents éléments, avant d'en faire la somme, la valeur, le coefficient qui leur convient. C'est ce coefficient que nous nous sommes efforcé d'établir. Pour cela, voici en principe comment nous avons procédé.

Nous avons étudié une soixantaine de cas de luxations traitées par M. Nové-Josserand. Nous les avons considérées successivement au point de vue chacune des lésions indiquées plus haut ; et nous les avons rangées en deux catégories, suivant que la lésion en question était nulle ou très marquée. Enfin, dans chacune des catégories, nous avons établi le rapport R entre le nombre des réductions obtenues par le traitement et le nombre total des cas.

Si, par exemple, le rapport est de 3/4, c'est qu'il y a eu sur quatre cas trois réductions et une transposition ;

c'est que le traitement a trois chances sur quatre
d'obtenir la réduction, c'est donc que le pronostic est
très bon. On comprend que, plus le rapport est voisin
de l'unité, plus le pronostic est favorable.

On pourra nous objecter que ce rapport ne représente que le résumé des soixante cas de M. Nové-Josserand, que nous avons examinés. L'objection est exacte,
et nous ne prétendons pas que ce rapport R soit toujours rigoureusement applicable. Un autre chirurgien,
par une autre méthode, trouvera ce rapport plus grand
ou plus petit. Mais il nous semble que cette statistique
de soixante cas, qui comprend des variétés très diverses
peut être considérée comme suffisante pour établir des
lois générales. Nous sommes certain d'avance que ces
lois admettent des exceptions, et nous espérons que
des études ultérieures utilisant, perfectionnant notre
méthode et portant sur un plus grand nombre d'observations compléteront les résultats de nos recherches.

Nous ne voulons pas dire non plus que le pronostic
par la radiographie peut suffire à lui seul ; on sait en
effet que les rayons X ne nous donnent aucun renseignement sur les parties molles et sur le cartilage ; or,
celles-ci, nous l'avons vu, sont souvent, elles aussi,
des obstacles notables à la réduction ou à la rétention
de la tête, qu'elles favorisent au contraire dans d'autres
cas. L'examen clinique et même les manœuvres de reposition pourront seuls donner à ce sujet des renseignements précis, qui corrigeront ou raffermiront le pronostic radiographique.

Enfin, il est un élément primordial au point de vue
pronostic dont il faut nécessairement tenir compte :

c'est l'âge. Nous avons vu que les lésions anatomiques, par suite, les obstacles à la reposition et à la rétention sont progressifs avec l'âge. Le rapport R entre le nombre des réductions et le nombre total des cas diminue donc dans les mêmes proportions Dans nos cas, nous avons trouvé :

Au-dessous de trois ans, $R = 9/16$, plus de $1/2$.

De trois à quatre ans, $11/18$, plus de $1/2$.

De quatre à six ans, $2/5$.

De six ans et plus $5/19$, à peine plus de $1/4$.

(Au-dessus de sept ans et demi il n'y a pas eu une seule réduction).

Les données de l'âge au point de vue pronostic sont tellement nettes qu'elles priment toutes les autres et, en particulier, nous pensons que le pronostic radiographique ne peut que lui servir de complément.

Ces restrictions faites (et elles étaient nécessaires), nous pouvons entrer dans le vif de la question. Nous commencerons par les données de la radiographie sur l'état du cotyle.

La branche de bifurcation supérieure de l' ⋊ (bord antéro-supérieur du cotyle) peut être très inclinée sur la branche impaire, voisine de l'horizontale, de longueur notable et nettement limitée à son extrémité supérieure par une arête vive. Dans ce cas, nous disons qu'elle est saillante (fig. 2, p. 25). Lorsque ces conditions ne sont pas satisfaites, nous disons qu'elle est peu saillante ou nulle (fig. a, pl. 5). A ce point de vue, nous avons trouvé :

Branche saillante : $R = 13/22$, plus de $1/2$.

Branche peu saillante ou nulle : R = 15/35 = 3/7, moins de 1/2.

Le pronostic est donc meilleur dans le premier cas que dans le second.

Cette même branche, à l'état normal, se bifurque dès l'âge de quatre ans, au niveau même de son origine (fig. 2, m) pour dessiner les deux contours de la moitié supérieure du cotyle. Souvent sur la radiographie de luxation on trouve même chez l'enfant jeune cette bifurcation beaucoup plus haut, dessinant, ou tout au moins ébauchant un néocotyle (fig. 3, p. 25).

Dans d'autres cas de luxation, on trouve cette bifurcation au niveau même de l'origine de la branche en question ; il semble alors que le toit du cotyle s'est démesurément allongé (fig. e, pl. 5). Le pronostic, dans ce dernier cas, est beaucoup plus favorable que dans le premier, car nous avons trouvé.

Bifurcation à l'origine : R = 5/7.

Alors que, pour la bifurcation au-dessus R = 1/16.

Un néocotyle au-dessus du cotyle vrai semble donc être très défavorable.

Dans la moitié inférieure du cotyle, le double contour inférieur peut être net (fig. f, pl. 5), il signifie alors que le bord antéro-inférieur du cotyle est notablement saillant ; dans d'autre cas, il est simplement indiqué, douteux ou nul (fig. h a) :

Double contour inférieur net : R = 7/12, tout près de 2/3.

Double contour inférieur indiqué ou nul : R = 22/58 = un peu plus de 1/3.

Enfin, dans le fond même du cotyle, la longueur de

la branche horizontale de l' ⊐ traduit l'épaisseur du fond osseux cotylien, par suite, elle est d'autant moins grande que le cotyle est plus profond.

Aussi trouvons-nous :

Branche impaire longue (fig. *i. l*) : R = 3/18 ou 1/6.

Branche impaire moyenne ou courte : R = 15/30 ou 1/2.

(Sa longueur est déterminée à son contour supérieur, l'inférieur étant masqué en partie par l'ischion, fig. 2 et 3.)

Tels sont les renseignements pronostiques que nous donnent les différents éléments du cotyle.

Du côté de l'épiphyse fémorale, nous avons déjà vu que l'appréciation exacte de son volume, de sa forme était très difficile d'après la radiographie seule ; d'abord le revêtement cartilagineux, invisible, peut être très épais, égal en épaisseur au noyau osseux lui-même, et considérablement déformé, alors que la radiographie nous montre un noyau osseux, normal en volume et en configuration.

Ensuite, l'antéversion du col cache derrière le trochanter une partie variable de l'épiphyse qui peut disparaître ainsi presque complètement. Il est donc très difficile de déterminer d'une façon précise le volume et la forme de la tête.

Nous n'avons même pas cru pouvoir établir des chiffres sur des données aussi discutables. Nous dirons seulement que dans quelques cas le volume de la tête osseuse elle-même paraît trop gros, en disproportion avec les dimensions du cotyle (fig. *e*, pl. 5). Dans quatre

cas de ce genre, le traitement a échoué quatre fois
(R = o/4).

Quelquefois aussi le déplacement du noyau épiphysaire vers le grand trochanter est très considérable et
indique que la déformation du cartilage doit être elle-
même très marquée (fig. *b* et *e*). Cette disposition nous
a semblé nettement défavorable.

Quant à la situation de la tête, nous avons vu qu'elle
est elle-même très difficile à apprécier. L'antéversion
plus ou moins marquée fait varier d'autant la longueur
et la direction du col. Celles-ci dépendent aussi de la
longueur et de la direction (toujours variables) du col.
Nous avons longuement exposé plus haut (p. 77) comment, en serrant de près les données radiographiques
on pouvait acquérir des présomptions en faveur de
l'antéversion, du redressement du col : le cartilage
épiphysaire, lorsqu'il est très oblique de haut en bas
et de dehors en dedans indique que la tête est à peu
près dans le plan frontal. Il se rapproche d'autant
plus de l'horizontale, que l'antéversion est plus marquée. Enfin, lorsqu'il est oblique de haut en bas,
et de dedans en dehors, c'est que la tête regarde en
dehors qu'il y a un léger degré de rotation externe primitive.

Mais ces approximations sont tellement sujettes à
caution qu'ici encore nous n'avons pu établir de
chiffres. Nous ne pouvons que donner des indications
répondant à la généralité des cas.

L'antéversion ne semble avoir aucune influence
fâcheuse, sans doute parce que la rotation interne a été
régulièrement employée par M. Nové-Josserand (les

premiers cas, où il a employé la rotation externe ont presque tous donné des transpositions).

Il n'en est plus de même pour la rotation externe primitive. Dans sept cas où nous l'avons trouvée nettement (fig. *h i*), le traitement a toujours donné des transpositions. Ce fait nous semble d'une très grosse importance au point de vue thérapeutique : les chirurgiens prévenus devront en pareil cas chercher à remédier à cette disposition, d'un pronostic si sévère ; il est probable qu'une rotation interne poussée à l'extrême serait indiquée.

Le redressement du col est difficile à déterminer. Rappelons ici, qu'il semble dans quelques cas avoir causé un allongement notable du membre après réduction.

La situation respective des surfaces articulaires ne peut être évaluée que très approximativement. Nous avons déjà parlé de la distance de la tête et du cotyle : il est évident que cette distance est variable suivant l'épaisseur du cartilage ; cette donnée serait même très utile si on pouvait apprécier exactement ce qui, sur l'épaisseur totale, revient au cartilage cotylien, et ce qui revient au cartilage de la tête. Malheureusement cette appréciation est impossible et nous n'avons pu continuer nos recherches à ce sujet. Il nous manquait, du reste, pour faire des mensurations, des points de repère précis. Du côté du cotyle, le bord externe de l'ischion peut se déplacer beaucoup en dehors ou en dedans si l'ampoule de Röntgen se déplace latéralement. Le fond du cotyle lui-même est très difficile à déterminer. Enfin, et surtout, l'ascension de la tête fait varier dans des proportions considérables la distance entre les surfaces articulaires. Aussi n'avons-nous pu rien tirer de cet élément.

Il n'en est plus de même pour l'ascension de la tête. Nous avons vu et discuté (p. 33) la méthode que nous employons pour la déterminer. Nous avons distingué deux catégories, qui nous ont donné les résultats suivants :

1). Ascension de la pointe du col à moins de 1 centimètre au-dessus du cartilage R = 19/39, à peu près 1/2.

2) Ascension de 1 à 2 cm,5 : R = 9/16, plus de 1/2.

3) Ascension de plus de 2 cm,5, aucune réduction sur cinq cas, R = 0/5.

Nous en concluons que, au-dessous de 2 cm,5, l'ascension ne semble avoir aucune influence ; mais, dès qu'elle dépasse 2 cm,5, elle devient très défavorable. Peut-être y a-t-il ici encore une indication thérapeutique.

La forme de la luxation peut donner quelques présomptions utiles pour le pronostic.

Dans le cas de subluxation (fig. *f*, *j*) R = 3/3, réduction toujours.

Dans la luxation supra-cotyloïdienne, (fig. 2 et fig. *l* pl. 5) R = 21/45, à peu près 1/2.

Enfin, dans la luxation postérieure, avec chevauchement des deux silhouettes osseuses, (fig. *g*, pl. 5) R = 4/12 ou 1/3. (Remarquons que sur les quatre réductions obtenues dans ce dernier groupe, trois concernaient des enfants de quatre ans au plus, la quatrième un enfant de cinq ans).

Tels sont les résultats de nos recherches au point de

vue du pronostic. En résumé, les signes favorables sont les suivants :

Du côté du cotyle, branche supérieure de l' ⋉ saillante ; bifurcation de cette branche au niveau de son origine et non au-dessus ; double contour inférieur net ; branche horizontale de l' ⋉ courte.

Du côté de la tête, pas d'excès de volume, pas de rotation externe.

Pour les rapports des surfaces articulaires : ascension de la tête de moins de 2 cm,5 subluxation ou luxation supra-cotyloïdienne, la luxation postérieure étant au contraire d'un pronostic sombre.

Théoriquement, on peut supposer que ces conditions favorables se trouvent réunies toutes à la fois sur le même sujet ; le cotyle et la tête seraient absolument normaux, leur déplacement réciproque faible ; on comprend que, dans ce cas, le traitement aurait les plus grandes chances de réussir.

Mais il est rare que les indications totales soient aussi précises. Plus souvent les lésions sont moyennes et le pronostic reste indécis. Mais alors, il est rare qu'il n'y ait pas sur la radiographie un élément particulièrement net, de signification pronostique très ferme, permettant de faire pencher la balance d'un côté.

Il nous reste maintenant à montrer comment on pourra appliquer nos résultats à un cas particulier. On étudiera la radiographie successivement au point de vue de tous les détails que nous avons examinés. Pour chacune, on la rangera dans la catégorie dans laquelle elle rentre et on notera le rapport correspondant à cette catégorie. La somme des rapports ainsi obtenus donnera le pronostic total. Dans les cas favorables, cette somme sera plus grande que l'unité et inversement.

Nous ne voudrions pas, comme ces calculs semblent l'indiquer, mettre une rigueur mathématique dans des faits aussi contingents. Nos chiffres, nous le répétons, n'ont rien d'absolu. Les rapports R représentent en quelque sorte le schéma, l'abréviation des indications pronostiques tirées des éléments correspondants. Pourtant, nous croyons que ces chiffres pourront rendre quelques services et que le chirurgien pourra se fier à eux dans une certaine mesure.

Est-ce à dire que si le pronostic radiographique est très défavorable, il faudra d'avance renoncer à entreprendre le traitement? Loin de là : Dans un cas de luxation bilatérale iliaque postérieure chez un enfant de dix ans, malgré une branche supérieure de l'$\mathcal{I}$ très saillante, un double contour inférieur assez net, le pronostic semblait très défavorable : le traitement a pourtant abouti à la réduction vraie.

Dans les cas où le pronostic est rendu défavorable par la rotation externe de la tête, il nous semble que le chirurgien devra tenter la réduction ; mais il prendra note de l'influence fâcheuse de la rotation externe pour modifier si possible sa thérapeutique. Peut-être parviendra-t-il alors à rendre meilleurs les résultats dans les cas de ce genre et démontrer que notre rapport est inexact. Nous ne pouvons que souhaiter que nos recherches à ce sujet nous aient trompé et que le pronostic, par un perfectionnement de la technique, soit rendu moins sévère.

Par contre, lorsque tout dans la radiographie avant

traitement semble favorable, il peut arriver que le traitement échoue. Cet échec peut être attribué, soit à une
faute commise par l'opérateur, soit aux parties molles
qui si souvent s'opposent à la réduction et à la rétention de la tête au cotyle (cartilage, isthme).

Aussi notre pronostic radiographique ne peut-il être
considéré comme toujours valable. Pourtant, il nous
semble qu'il donne une solution approximative à un
problème qu'on avait abandonné jusqu'ici à cause de
ses difficultés Nous espérons que, malgré ses imper-
fections, la méthode que nous avons employée pourra
servir à de nouvelles recherches qui permettront
d'approcher de plus près la solution exacte.

CONCLUSIONS

I. Le bourrelet fibro-cartilagineux du cotyle n'est pas toujours, comme le décrit Lorenz, incurvé vers le centre du cotyle. Au contraire, fréquemment il s'étale sur l'os iliaque, doublant la capsule et contribue à former le lit cartilagineux sur lequel repose la tête.

II. La réduction de la luxation congénitale de la hanche est démontrée par une autopsie et des radiographies.

Le maintien définitif de la réduction est dû à une adaptation de toutes les parties de l'articulation ; le fibro-cartilage y prend une part importante.

D'après la radiographie, il faudrait distinguer des réductions typiques dans lesquelles l'articulation a une apparence absolument normale et des réductions atypiques dans lesquelles la tête, toujours placée sous le toit du cotyle, s'articule surtout avec la partie supérieure ou la partie inférieure du cotyle.

Dans les cas de réduction il y a probablement quelquefois un redressement du col qui pourrait expliquer l'excès de volume du membre réduit.

III. Dans les cas de transposition, la fixation de tête n'est pas toujours due au même mécanisme.

Une autopsie nous a montré qu'elle peut être due principalement à la tension du ligament en Y sous lequel la tête, poussée en avant par les manœuvres de réduction, vient se placer.

La radiographie montre que, dans les cas de ce genre, la tête s'appuie par son bord interne sur l'os iliaque qui présente à ce niveau une ébauche de néocotyle; celui-ci indique l'existence d'un appui osseux, mais il est insuffisant et ne peut servir que grâce à la tension des organes fibreux.

Dans d'autres cas, le fémur prend un appui osseux par le grand trochanter qui se place sous le toit du cotyle par un mouvement extrême de rotation en dehors, ou appuie contre l'os par son bord interne.

IV. Nous avons appelé réductions incomplètes des cas intermédiaires entre la réduction et la transposi-tion, dans lesquels la tête, abaissée presque à son niveau normal, est logée sous un toit manifestement insuffisant, qui doit être complété par un appui fibreux, peut-être cartilagineux.

V. La radiographie peut donner pour le pronostic des résultats du traitement des indications qui, sans être absolues, ne sont cependant pas à négliger.

BIBLIOGRAPHIE

AMBROGLIO BINDA, Traitement de la luxation congénitale de la hanche, d'après Pauzeri.

BROCA et MOUCHET, Réduction non sanglante des luxations congénitales de la hanche (Gazette hebd. de méd. et de chir., Paris, 1900)

BRUN, Résultats définitifs de la réduction non sanglante des luxations congénitales de la hanche (Bull. et Mém. de la Société de chir., Paris, 1900, XXVI.)

BRUN et DUCROQUET, Réduction de la luxation congénitale de la hanche (Méd. mod., Paris, 1901, XII, 17-19).

COMTE, Contribution à l'étude du traitement de la luxation congénitale de la hanche par la méthode de Lorenz (thèse, Lyon, 1901).

COUDRAY, Un traitement de la luxation congénitale de la hanche par la méthode sclérogène combinée à la réduction par le procédé de Paci) IIe Congrès français de chir., 1893).

DREESMANN, Traitement non sanglant de la luxation congénitale de la hanche (Munch, med. Wochens., 1901).

DELANGLADE, De la luxation congénitale de la hanche (th. Paris, 1896).

FROELICH, Communication au XIIIe Congrès internat., Paris, 1900.

— Traitement de la luxation congénitale de la hanche et anatomie radiographique de cette lésion. Revue médicale de l'Est, 1901.

GʜɪʟʟɪɴI, Traitement non sanglant de la luxation congénitale de
la hanche (Revue d'orthopédie, mars 1898).

— Traitement non sanglant de la luxation congénitale dans
ses rapports avec la déformation du fémur (Münchner
med. Wochen., 1901.)

Hᴇᴜsɴᴇʀ, Uber Ursachen, Geschichte und Behandlung der
Angeborenen Hüftluxation. Zeitschrift fur orthop. Chir.
X Bd 4 Heft.

Hɪʟᴅᴇʙʀᴀɴᴅ, La luxation congénitale de la hanche. Radiographie
stéréoscopique (Centrablatt f. Chir., 16 juin 1900).

Hᴏꜰꜰᴀ, Zur unblutigen Behandlung der angeborenen Huft-
gelenkserrenkungen (Arch. f. klin Chir., 53 Bd.,
3 Heft., 1896).

— Die moderne Behandlung der angeborenen Huftgelenks-
verrenkungen (Deutsche Prax. München, 1898).

— Communication au Congrès all. de chir., 1899.

— Die moderne Behandlung der angeborenen Huftgelenks-
verrenkungen (Arch. f. klin. Chir., 1899).

Kɪʀᴍɪssᴏɴ, Bull. et Mém. de la Société de chir., séance du
1ᵉʳ mars 1899, t. XXV, p. 201-203.

— Traité de chir, Paris, 1899, t. VIII, p. 919.

— Traitement de la luxation de la hanche par la méthode
non sanglante (Revue d'orthop., 1899, nᵒˢ 2 et 5).

— Rapport d'ensemble sur le traitement de la luxation congénitale de la hanche au XIIIᵉ Congrès internat. de
méd., Paris (Résumé in Revue d'orthop., 1900).

Jᴀʙᴏᴜʟᴀʏ, Variétés de luxation congénitale de la hanche (Lyon
médical, 1900).

Jᴏᴀᴄʜɪᴍsᴛʜᴀʟ, Beiträge zum Verhalten der Huftgelenks bei der
angeborenen Verrenkung (Arch. f. k. Ch., t. LXV, 1902).

Köʟʟɪᴋᴇʀ, Uber die Behandlung der congenitalen Hüftlux. mit
der unblutigen Reposition (Centralblatt f. Chir., 1898,
22 october, nᵒ 42).

Kᴜᴍᴍᴇʟ, Die congenitale Huftluxation in Röntgen Durchleuch-
tung und die Resultate ihrer Behandlung (Aerztl.
Verein zur Hamburg, januar 1899).

LANGE, Cie Behandlung der Angeb. Hüftverrenkung (Münchn.
klin. Woch., 1898, nos 15-16).

— Zur Behandlung der Angeb. Huftverr. (Berl. klin.
Woch.)

LORENZ, Uber die Heilung der Angeb. Hüftgelenksverr. durch.
unblutige Einrenkung und fonctionnelle Belastung,
1900.

LUDLOFF, Zur Pathogenese und Therapie der Angeb. Hüftgelenks-
luxation, 1902.

MIKULICZ, Die Unblutige Reduction der Angeb. Hüftverrenkung
Arch. f. klin. Chir., Bd, XLIV, Heft 2.

NOSA, Un po di storia nella questione della riduzione incruenta
della lussazione congenita dell' auca secondo il metodo
di Paci e di Lorenz (Gior. d. R. Acad. di med. di
Torino, 1900).

NOVÉ-JOSSERAND, Lux. congenit. du fémur (Soc. de chir. de Lyon,
juin, 1899).

— Lux. cong. de la hanche, traitée par la méthode de Lorenz. (Bull. Soc. chir. de Lyon. 1900, t. II, p. 260)

— Traité des lux. cong. de la hanche par la méthode de
Lorenz (Bull. Soc. chir. Lyon, discussion Ollier, Jabou-
lay, Fochier).

— Relation de l'autopsie d'une luxat. congén. de la hanche
opérée suivant la méthode de Lorenz. (Revue mensuelle
des maladies de l'enfance, Paris 1900, XVIII, 529).

— Lux. cong. traitées par la réd. non sangl. (Bull. Soc. chir.
Lyon, 1900, III, 194).

— Traité des lux. congénit. de la hanche par la méthode de
Lorenz (Revue mensuelle des maladies de l'enfance,
juin 1901).

PACI, Sulla cura razionale orthopedica della lussazione iliaca
commune congenita del femore-secondo tributo (Arch.
di orthopedia, Milano, 1890).

— Traité rationnel de la lux. congénit. iliaque commune ou
postérieure de la hanche (Revue d'orthop., 1894, p 321
et 408).

Paci, Zur Lorenz'schen Methode der Unblut. Hüftgelenkslux. (Wien. klin. Woch, 1896).

— Observat. sur la méth. récente, publiée par M. Lorenz pour le trait. non sangl. de la lux. cong. du fémur (Revue d'orthop., 1896, p. 489).

Paradies, Unblutig ein gerenkte augeborene Hüftgelentkslux. (Freie Vereinigung der Chirurgen Berlins 106. Sitzung vom. 8 Januar 1900).

Petersen, Beitrag zur unblutigen Behandlung der congenit. Huftverrenkungen (Deut. Zeitschr. f. Chir).

Petit, Sur la valeur de la réduction par le procédé non sanglant dans les lux. congénit. de la hanche, Paris, 1902.

Schede, Uber die unblutige Reposition der Angeborenen Hüftluxation (68° Ver'samm 1. deutsch. Naturforscher und Aertze Frankfurt a M. 1896.

— Die Angeb. Lux. der Hüftgelenks (Hamburg, 1900, 26 s. Atlas, 1902.

TABLE DES FIGURES